讓你的生活
煥然一新！

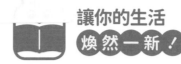

圖解 名醫傳授健康知識

自律神經

「血流」、「內臟」重整自己無法控制的身體運作

順天堂大學醫學部教授
小林弘幸

瑞昇文化

自律神經之亂！交和副交的大亂鬥

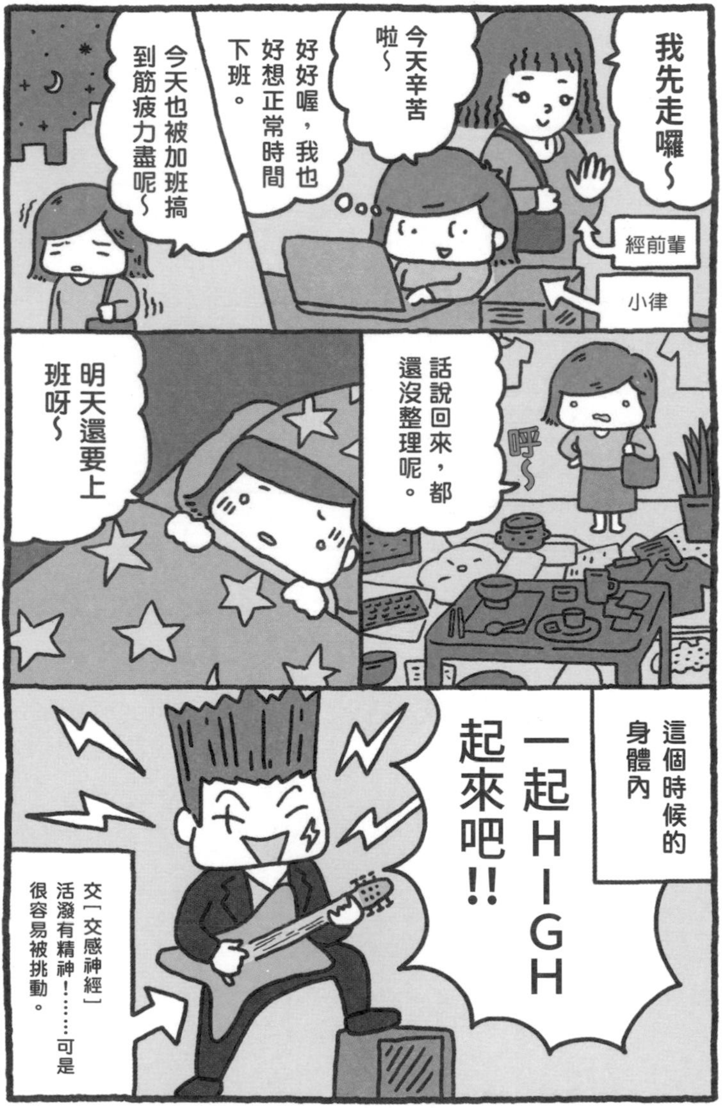

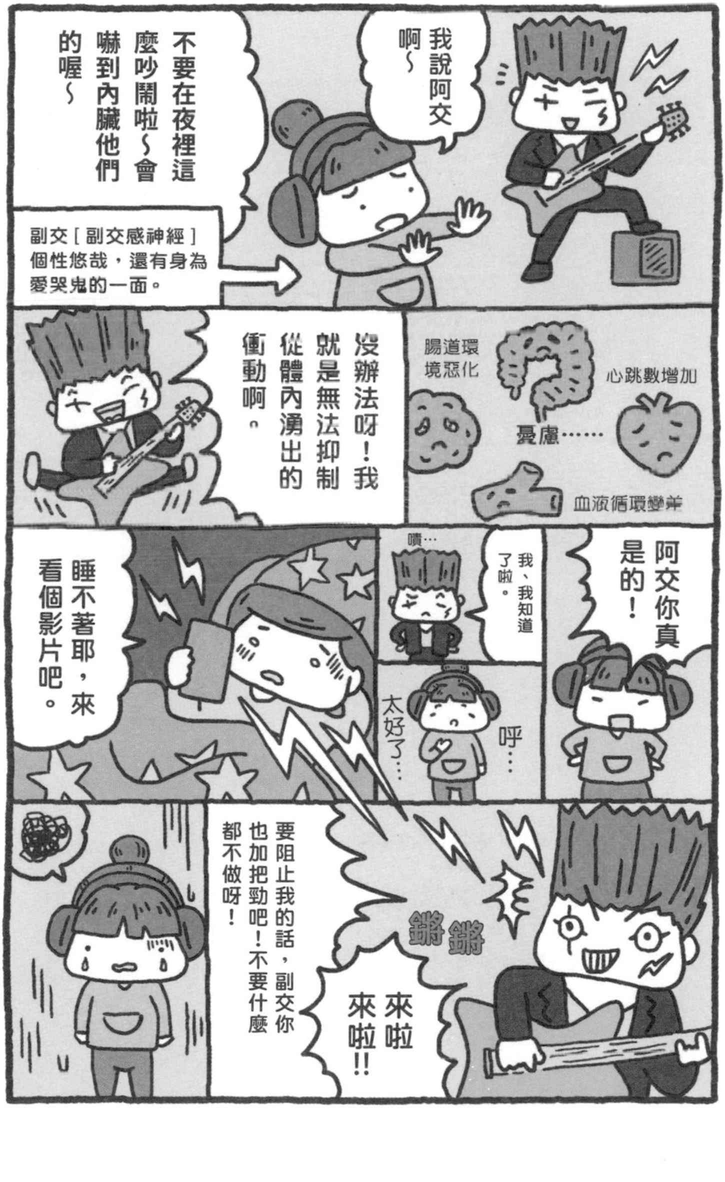
我說阿交啊～
不要在夜裡這麼吵鬧啦～會嚇到內臟他們的喔～
副交［副交感神經］個性悠哉，還有身為愛哭鬼的一面。
腸道環境惡化
心跳數增加
憂慮……
血液循環變差
沒辦法呀！我就是無法抑制從體內湧出的衝動啊。
阿交你真是的！
我、我知道了啦。
嘖…
呼……
太好了……
睡不著耶，來看個影片吧。
來啦來啦!!
鏘鏘
要阻止我的話，副交你也加把勁吧！不要什麼都不做呀！

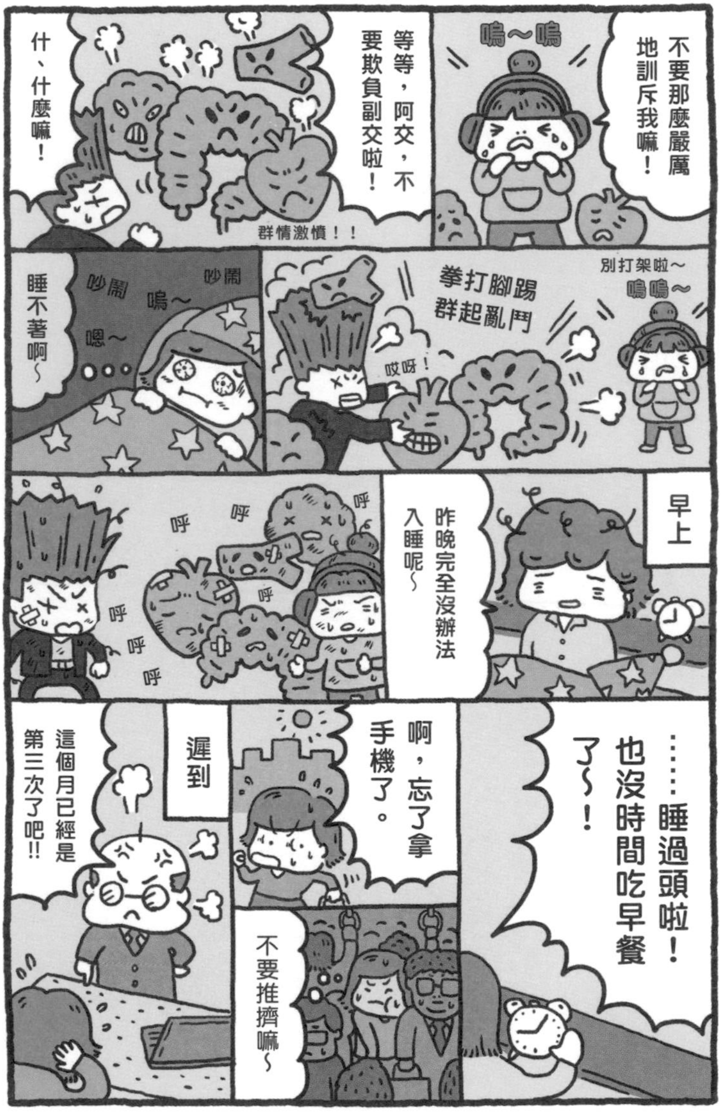
嗚～嗚
不要那麼嚴厲地訓斥我嘛！
等等，阿交，不要欺負副交啦！
什、什麼嘛！
群情激憤！！
別打架啦～
嗚嗚～
拳打腳踢群起亂鬥
哎呀！
吵鬧
吵鬧
嗚～
嗯～
睡不著啊～
早上
昨晚完全沒辦法入睡呢～
呼
呼
呼
呼
呼
呼
呼
……睡過頭啦！
也沒時間吃早餐了～！
啊，忘了拿手機了。
不要推擠嘛～
遲到
這個月已經是第三次了吧!!

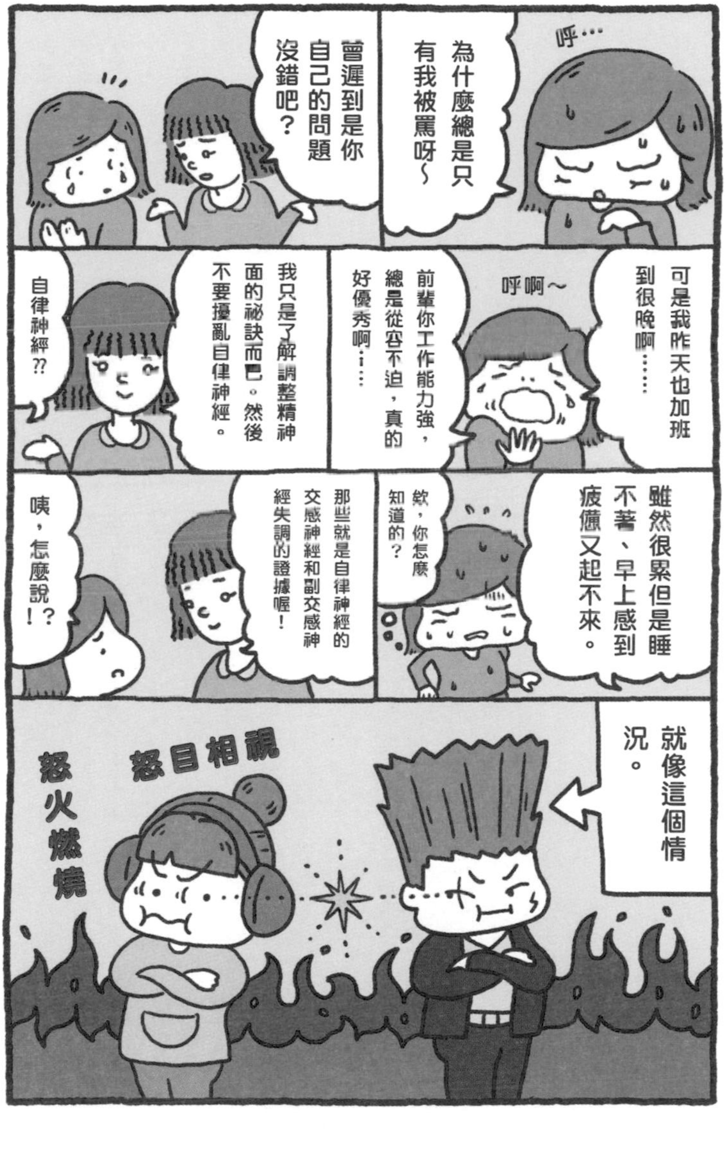
呼…
為什麼總是只有我被罵呀～
曾遲到是你自己的問題沒錯吧？
可是我昨天也加班到很晚啊……
呼啊～
前輩你工作能力強，總是從容不迫，真的好優秀啊……
我只是了解調整精神面的祕訣而已。然後不要擾亂自律神經。
自律神經??
雖然很累但是睡不著、早上感到疲憊又起不來。
欸，你怎麼知道的？
那些就是自律神經的交感神經和副交感神經失調的證據喔！
咦，怎麼說！？
就像這個情況。
怒目相視
怒火燃燒

目次

第3章 整頓精神面

附錄 煥然一新的訣竅 & 相關的疾病

和自律神經有關的身體不適的原因以及治療方法等，仍然存在醫學方面無法闡明的部分。請不要只依照本書來自行判斷狀況，務必要尋求專業醫師的診斷。

你的「自律神經」失調了嗎？

在壓力極高的現代社會中，不論誰發生了都不奇怪

無法用言語形容的倦怠感或煩躁、頭痛或失眠等等，其原因有可能是來自於「自律神經失調症」。因為壓力和不規律的生活打亂了自律神經的平衡，就會讓身心陷入產生各式各樣不舒服的狀態。

因為人際關係或工作方面的壓力，再加上近年新冠肺炎的影響，讓現代日本進入了前所未見的高度壓力社會。現今，自律神經失調症已經成為發生在誰身上都不奇怪的問題。

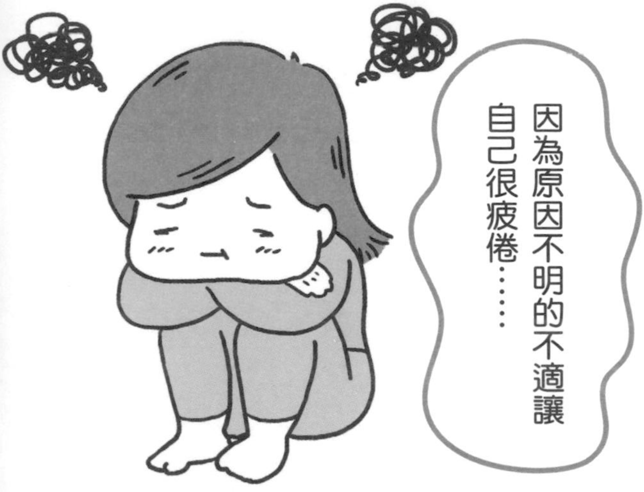

自律神經失調症

因為自律神經運作無法發揮正常機能而引起的各式各樣症狀的總稱。

出現各式各樣的症狀

從精神症狀到身體症狀，類型相當多樣化，
症狀出現的方式和程度也會因人而異。
大多數情況下，會同時產生複數的症狀。

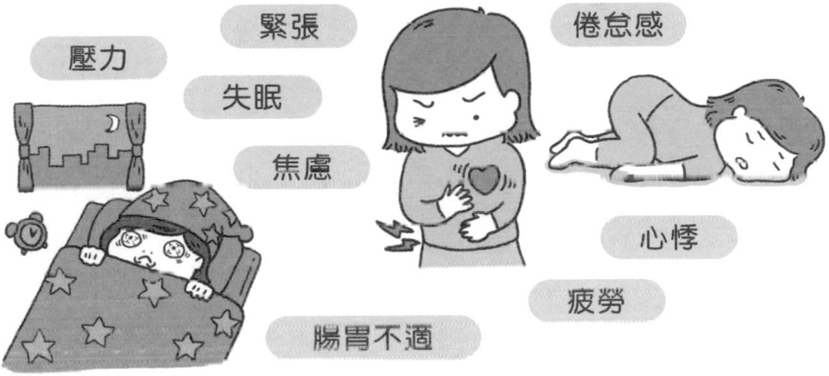

○也會因為生活變化而帶來影響……

因為新冠肺炎所導致的生活變化或限制會形成壓力，
漸漸地讓心靈和身體感到疲憊，
最後因而擾亂了自律神經的平衡。

限制外出造成體力衰退

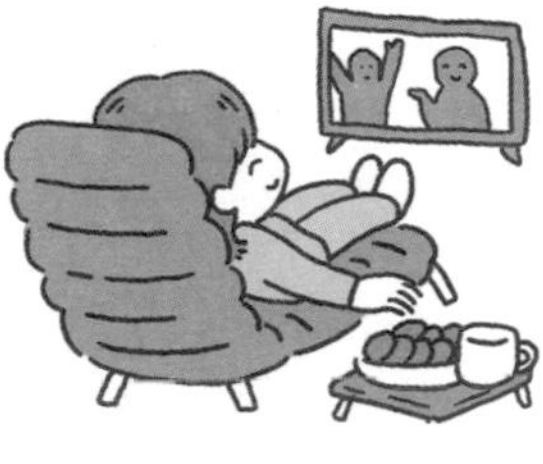

居家辦公帶來的孤獨感

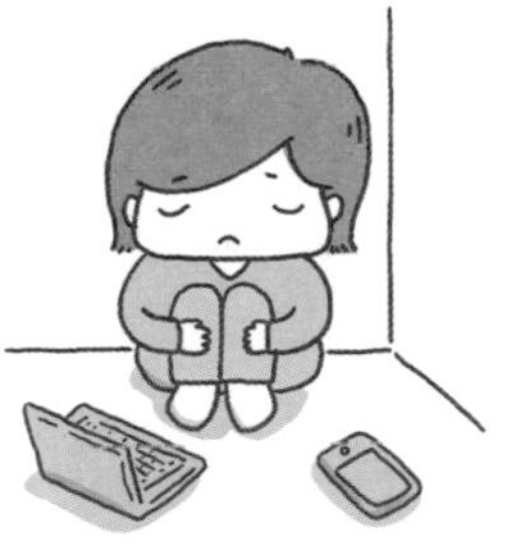

煽動不安或恐懼的情報

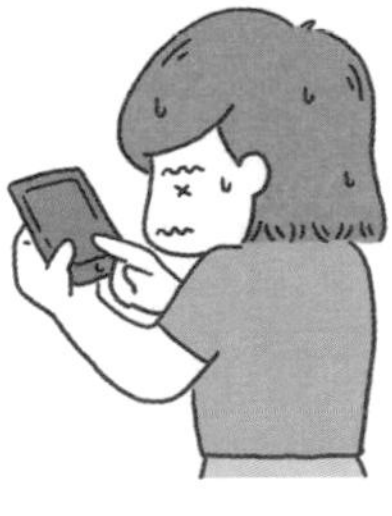

身體出現這些警訊就很危險了！

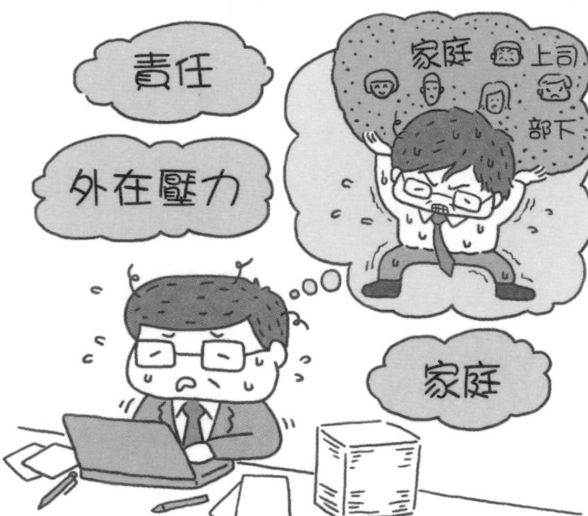

沒有察覺從身體發出的警訊

在這個繁忙又不穩定的社會，我們每個人都會在不知不覺中累積各種不同的壓力。其中最棘手的問題，就是對於這些壓力的感受逐漸遲鈍化。或者我們也可以說，是自己所在的立場或社會環境，讓我們「沒有察覺」到這點也說不定。

在發現身體有嚴重疾病、心理陷入憂鬱狀態之前，正確地了解心靈和身體的狀態是非常重要的。

自律神經失調症的自我檢查

身體的症狀

- □ 很快就會疲倦，或是即便休息後也無法消除疲勞。
- □ 夜裡無法入睡，即使睡著後也會在途中醒來。
- □ 覺得胸悶、呼吸困難。
- □ 心跳加快、脈搏律動加速。
- □ 手腳總是冰冷。
- □ 沒有食慾，或是飲食過量的情況增加了。
- □ 常常發生便秘或腹瀉等問題。
- □ 有肩膀、頸部僵硬和腰痛等症狀。
- □ 經常出現頭痛或耳鳴、眼花、暈眩等問題。
- □ 變得容易感冒。
- □ 皮膚乾燥、起紅疹、發癢。
- □ 出現急劇的體重增加、浮腫等症狀。

心理的症狀

- □ 無論做什麼事情都提不起幹勁。
- □ 總是感到焦慮，或懷抱讓自己不安的煩心事。
- □ 缺乏專注力，情緒容易變得散漫。
- □ 毫無理由，卻讓自己感到煩躁的事情變多了。
- □ 變得更加在意他人的評價和視線。
- □ 覺得自己的思考力和決策力正在衰退。
- □ 覺得心生感動或開心的事情變得越來越少了。
- □ 在人前開始變得容易緊張。
- □ 容易受到壞消息的影響。

只要有其中任何一項症狀，你就存在罹患自律神經失調症的可能性！
此外，如果☑越多的人，就表示自律神經的平衡處於更混亂的狀態。

「自律神經」的真面目究竟是什麼？

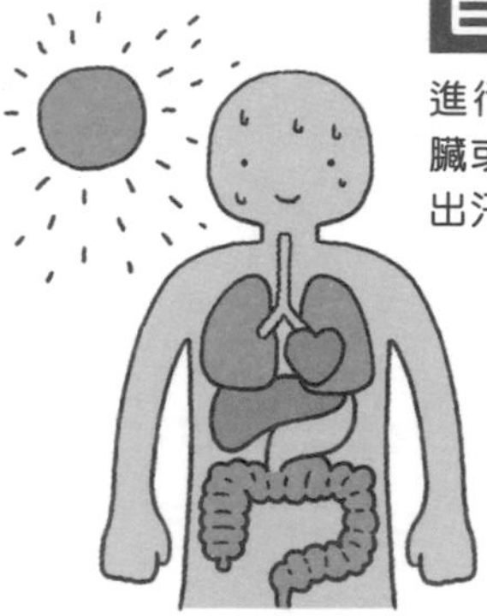

自律神經

進行與自身意念無關的心臟或內臟運作、血液循環、出汗、體溫調節等工作。

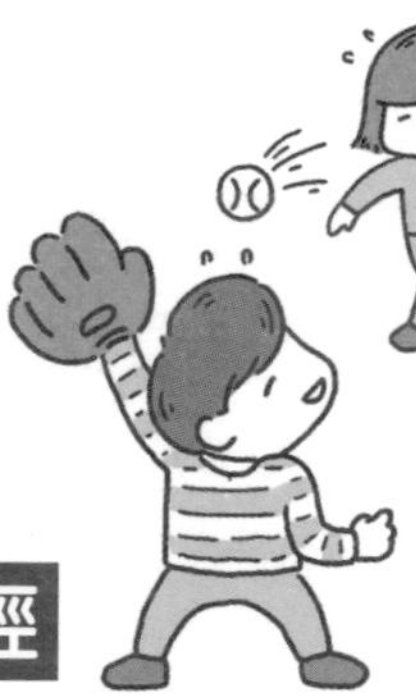

軀體神經

將眼睛看到的情報傳達到腦部，能依照自己的意念去活動手腳。

自動對身體的機能進行控制

話說回來，所謂的「自律神經」究竟是什麼呢？在我們的身體內，心臟和內臟的運作、血液的流動、呼吸和體溫調節等工作都是每天不眠不休地在進行的。在無意識的情況下控制這些全身機能的就是「自律神經」。相對來說，能憑藉自己的意念去驅動身體的就是屬於「軀體神經」的工作範圍。

了解身體的神經系統結構，就能對於自律神經是如何、又是在哪裡工作的有更加深入的認識。

神經的系統結構

神經連結了構成我們身體的 37 兆個之多的細胞，遍布體內，
負責傳遞各式各樣的訊息。我們看見東西、感受到疼痛或壓力，
這些都是神經運作後的結果。

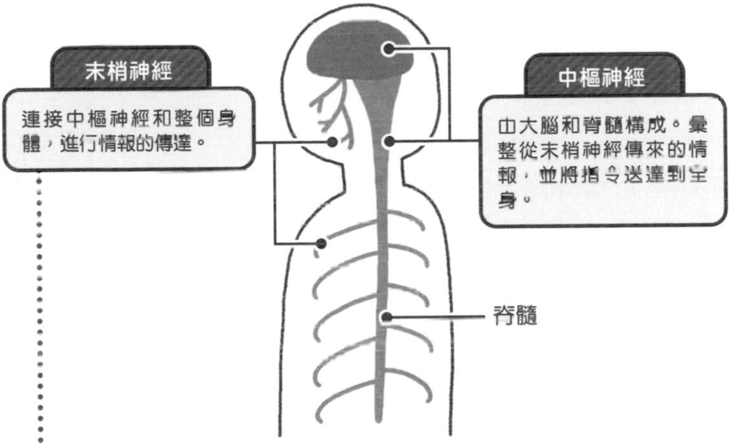
末梢神經
連接中樞神經和整個身體，進行情報的傳達。
中樞神經
由大腦和脊髓構成。彙整從末梢神經傳來的情報，並將指令送達到全身。
脊髓

自律神經 在無意識的情況下負責調節身體機能的工作。

○交感神經
緊張、興奮的神經。

○副交感神經
放鬆的神經。

關於左右自律神經平衡的交感神經和副交感神經的工作會在 P.14 介紹！

軀體神經 負責將體表感受到的情報傳到大腦、有意識地驅動身體的工作。

○感覺神經
將眼睛、嘴巴、皮膚等全身感受到的刺激傳導到中樞神經的神經。

○運動神經
將驅動肌肉的指令從中樞神經傳達給身體各部位的神經。

交感神經與副交感神經的關係是？

自律神經的平衡

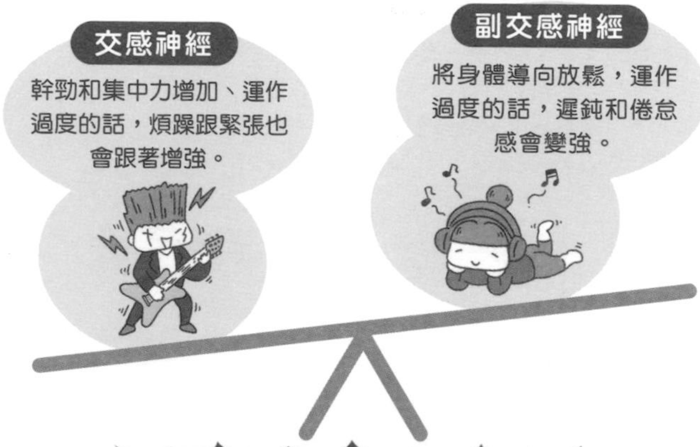
交感神經
幹勁和集中力增加、運作過度的話，煩躁跟緊張也會跟著增強。
副交感神經
將身體導向放鬆，運作過度的話，遲鈍和倦怠感會變強。

自律神經失調症，就是這兩種神經沒有妥善維持平衡時的狀態！！

踩油門和踩煞車，理想的平衡是1：1

自律神經有「交感神經」和「副交感神經」，如果這兩者能夠維持平衡的話，就能確保你的健康狀態。

交感神經是「活動」的神經，以汽車來比喻就是油門；副交感神經是「休息」的神經，擔綱的是煞車的職責。就像正常的汽車行駛應該是油門和煞車都該正常運作，如果這兩種神經無法妥善運作的話，身體就不能說是處在正常的狀態。

自律神經的矩陣圖

如果交感神經和副交感神經雙方都在進行高程度的運作，
自律神經就可說是處於「均衡協調」的狀態。
無論是哪一邊工作過頭或是太過怠惰，
都會為心靈和身體的健康帶來不好的影響！

縱軸：交感神經（高↑／低↓）　橫軸：副交感神經（低←／→高）

❸ 焦躁型

交感神經活躍、
副交感神經怠惰

焦慮和不安變強，
情緒易怒。

❶ 活潑型

交感神經和
副交感神經都活躍

身心處於
最佳狀態！

❹ 疲憊型

交感神經和
副交感神經都怠惰

經常處於
疲勞虛弱的狀態。

❷ 倦怠型

交感神經怠惰、
副交感神經活躍

提不起勁，
行動力低下。

現代的日本人有很多人屬於第❸種類型

較多不安和壓力的生活會刺激交感神經的活動！
必須改進為提升副交感神經運作的生活與思考方式。
生活方式的訣竅請見第 2 章　→ P.51~
思考方式的訣竅請見第 3 章　→ P.107~

你的平衡類型屬於哪一種？

1 活潑型

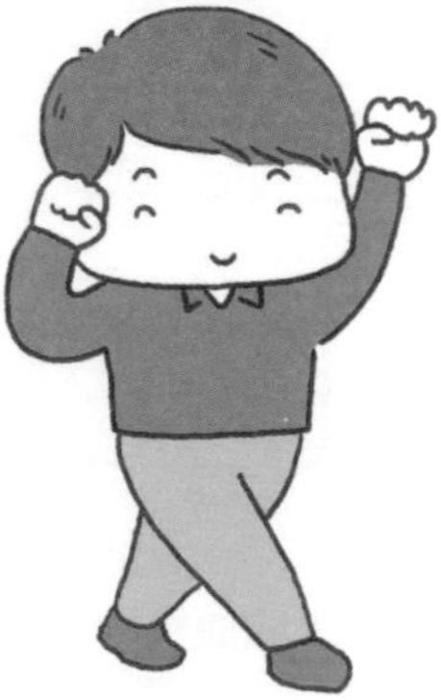

交感神經和副交感神經都活躍

特徵

- 積極且不容易感到疲倦。
- 沉著冷靜，擁有安定感。
- 擁有生存的活力和幸福感。
- 有食慾，不容易發胖。

性格

- 即便意志消沉也能很快地重振旗鼓。
- 能夠迅速將想法整合，轉化為行動。

2 倦怠型

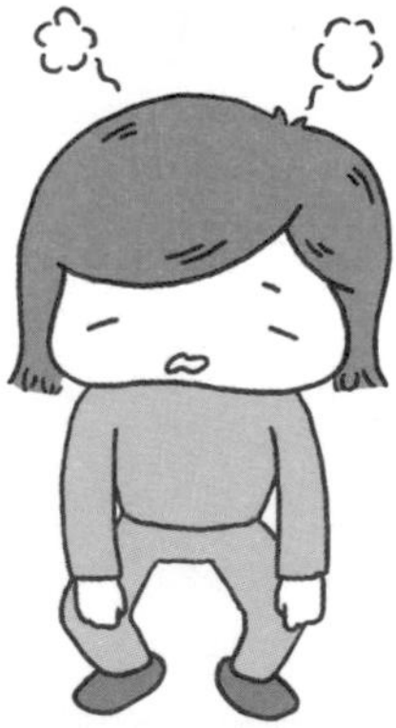

交感神經怠惰、副交感神經活躍

特徵

- 拿不出幹勁，容易變得懶散。
- 時常顯得心不在焉的樣子。
- 即便在大白天也嗜睡。
- 吃得過多，很容易變胖。

性格

- 明明慢吞吞，卻會自認為「這是我的步調」。
- 雖然沒有什麼太大的壓力來源，但也不容易產生感動。

現在的你最接近哪一種類型呢？
請依據自己的狀況和性格，確認自律神經的狀態吧。

3 焦躁型

交感神經活躍、副交感神經怠惰

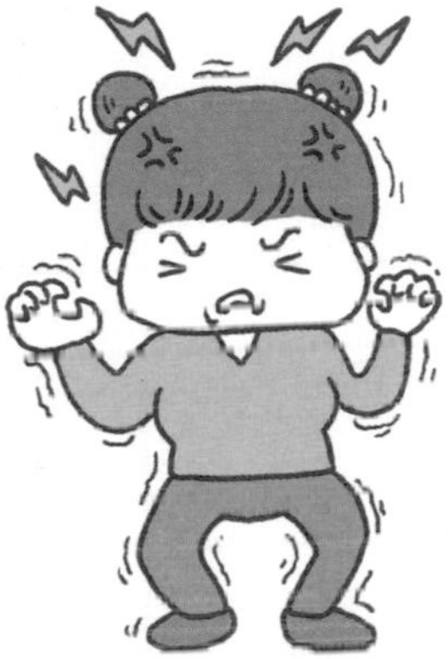

特徵

- 經常引擎全開，很容易變得帶有攻擊性。
- 有很強的焦慮和緊張感，無法睡得安穩。
- 為頭痛或腰痛、肩頸僵硬所苦惱。
- 容易便秘、容易變胖，還有手腳冰冷或浮腫等問題。

性格

- 有很多要深思或煩惱的事，經常處於緊張的狀態。
- 以工作或家庭事務為優先，把自己的事情先拋在一邊。

4 疲憊型

交感神經和副交感神經都怠惰

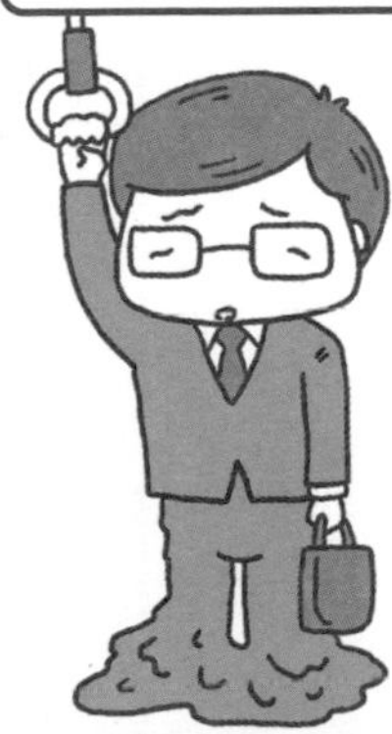

特徵

- 容易陷入嚴重的情緒鬱悶，很難再打起精神。
- 易疲倦，即使睡覺、休息也無法消除疲勞。
- 欠缺活力和霸氣，氣色也很差。
- 用餐前後都會腸胃不適，缺乏食慾。

性格

- 欠缺專注力，不管做什麼事都懶洋洋的。
- 懷抱難以言喻的不安、恐懼和憂愁。

大腦運作和自律神經的關係是？

大腦的結構

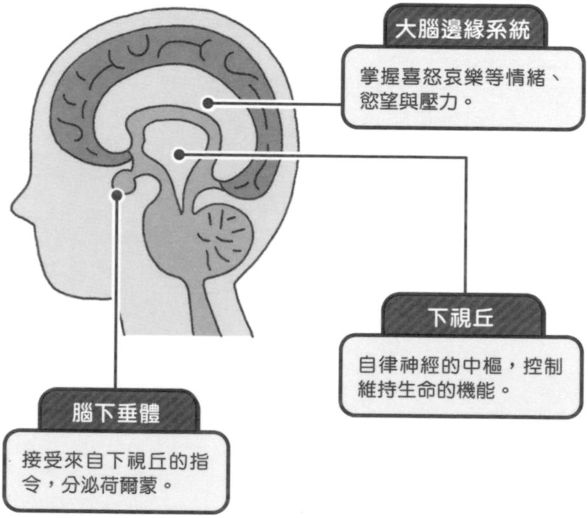
大腦邊緣系統
掌握喜怒哀樂等情緒、慾望與壓力。
下視丘
自律神經的中樞，控制維持生命的機能。
腦下垂體
接受來自下視丘的指令，分泌荷爾蒙。

人體的運作由大腦的下視丘來控制

我們所感受到的喜怒哀樂、壓力、慾望，都是由腦部的「大腦邊緣系統」所產生的。在那裡，會透過「下視丘」向自律神經傳達指令，讓心跳、呼吸、消化機能等運作得以進行。這個「下視丘」也作為自律神經的中樞，控制著交感神經和副交感神經的活動。

當人體內發出「動作」或「休息」等指令時，就會促使各式各樣的荷爾蒙開始分泌。

自律神經和荷爾蒙的分泌

透過位於下視丘下方的「腦下垂體」，
傳達跟喜怒哀樂等各種不同的情緒
產生相關的荷爾蒙分泌指令。

負面的情感與交感神經

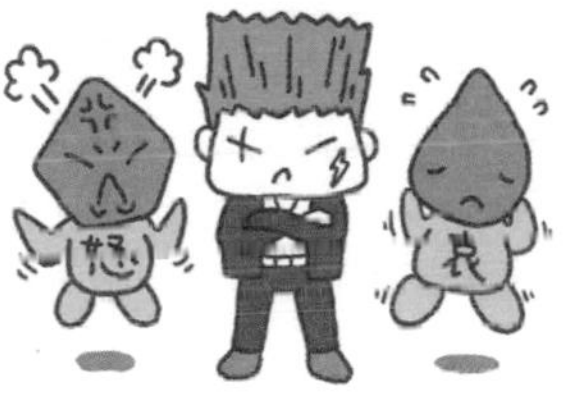

- 憤怒
- 嫉妒
- 悲觀
- 不安
- 焦慮
- 緊張

壓力荷爾蒙的影響

○皮質醇

感受到壓力時會增加分泌，雖然有守護壓力平衡的機能，但是分泌過剩也會成為導致精神疾病的一個原因。

○腎上腺素

能夠提升動力和專注力，但分泌過剩的話容易讓人感到焦慮，所以也被稱為「憤怒的荷爾蒙」。

○正腎上腺素

要戰勝壓力時作用，但分泌過剩就會讓情感的起伏變得更激烈，為人帶來恐慌。

積極的情感與副交感神經

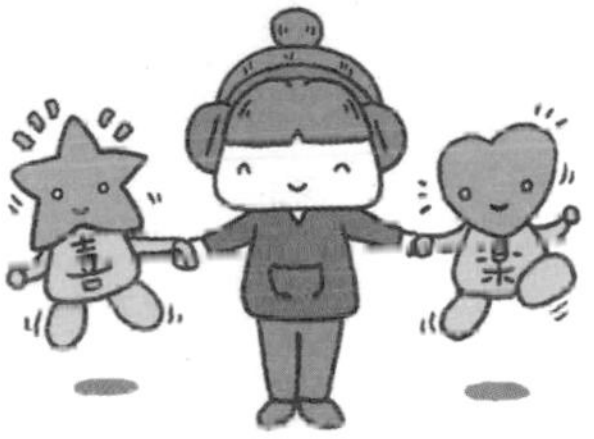

- 歡笑
- 喜悅
- 幸福
- 快樂
- 感謝
- 感動

幸福荷爾蒙的影響

○血清素

代表性的「幸福荷爾蒙」，在產生幹勁、幸福感、感動時作用。如果分泌減少的話，睡眠品質也會降低。

○多巴胺

帶來喜悅、快樂或動力，讓人能夠進行正向思考。分泌過剩會導致飲食過量等問題。

○催產素

透過與他人或寵物的肢體接觸而促進分泌。能減輕不安和恐懼的感受，也會增加為他人著想的心理。

自律神經在一天內的變化律動為何？

如果一天內的變動無法順暢進行，就會養成休息也無法恢復疲勞的體質

交感神經和副交感神經，都擁有每天會在各自最適合工作的時間進行交替的「一天內變化」律動。白天交感神經處於優位，所以是活動的時間；晚上副交感神經處於優位，因此是休息的時間。各位都希望配合這個律動來度過每一天吧。

生活的紛亂和壓力，會讓這種律動失序，導致晚上睡不著、白天起不來，而且還無法確保良好的休息品質。

現代人感受到的壓力

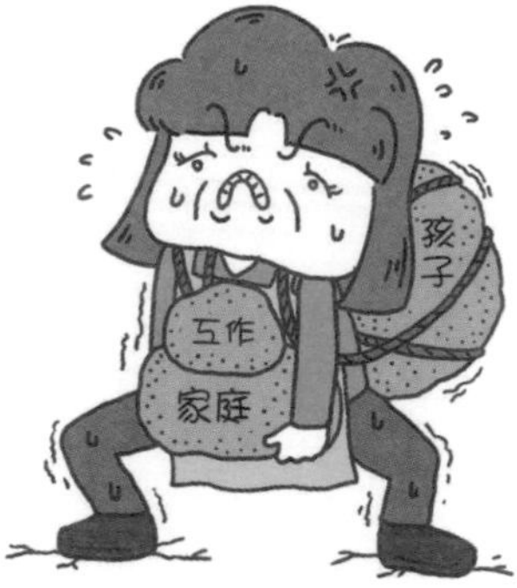

被工作、家務、育兒等事情追著跑，讓飲食和睡眠的時間都變得不規律。沒有「ON」和「OFF」的緩衝，就容易讓身體累積疲勞和壓力。因為這會讓交感神經處於優位狀態，因此就必須建立提高副交感神經活動的生活習慣。

交感神經 ＞ 副交感神經

每天的自律神經活動

理想的活動

交與副平衡良好

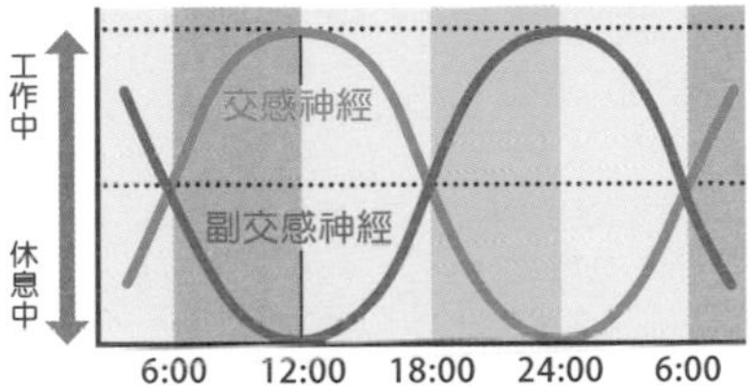

能在早晨確實地起床，白天積極活動，入夜後迎接放鬆的時光，維持身心健康的良好狀態。

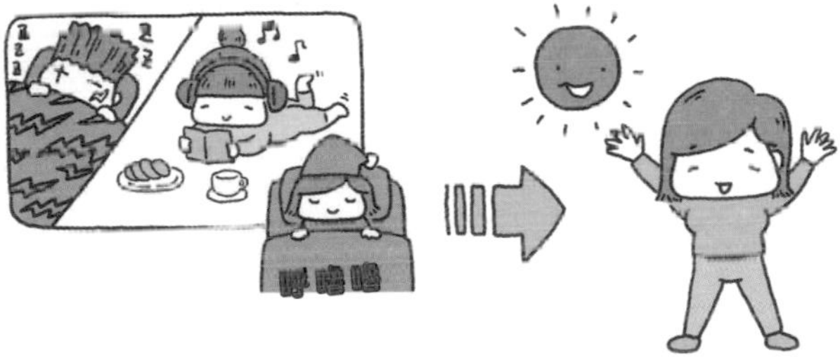

大多數現代人的活動

交 較強、副 較弱

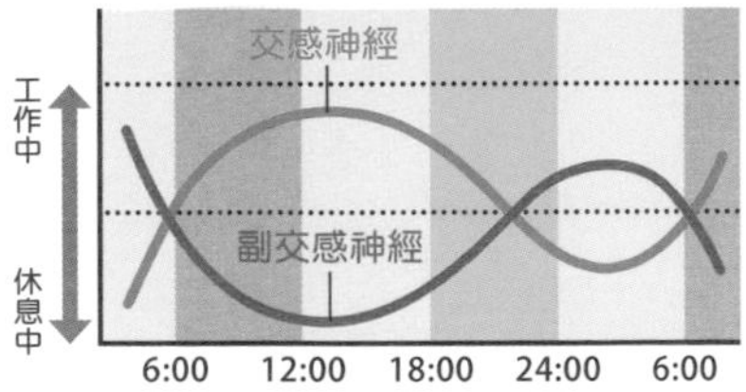

夜晚型的生活，即便到了睡覺時間也無法讓交感神經減緩作用，到了早上反而難以提高。一整天下來，自律神經整體的運作是弱化的。

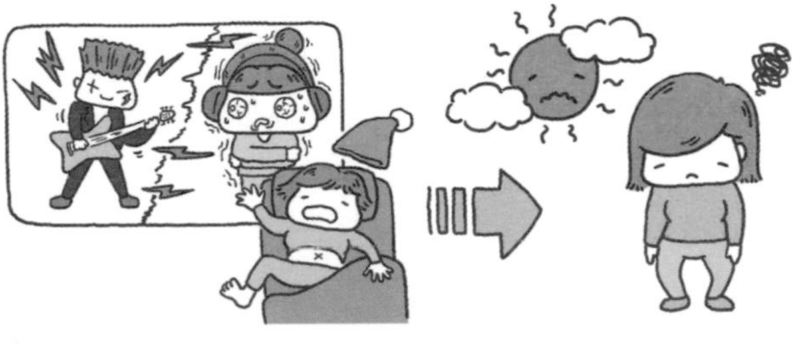

年齡會導致副交感神經衰退？

會和副交感神經一起衰退的東西

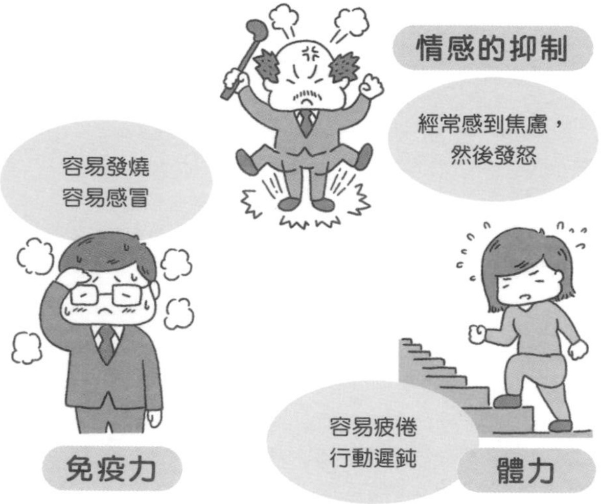
情感的抑制
經常感到焦慮，
然後發怒
容易發燒
容易感冒
免疫力
容易疲倦
行動遲鈍
體力

副交感神經的衰退
讓體力和免疫力下滑

目前已知道副交感神經的運作會隨著年紀增長而衰退。男性在30多歲、女性在40多歲後就會開始急速下滑，相對的，交感神經容易因此成為優位的人也跟著增加了。年齡增加後，辛苦的更年期症狀也會跟著出現，性情變得易怒也是這個原因。

此外，副交感神經衰退的話，也會引起血流功能和免疫力的下滑，形成容易疲倦、容易生病的體質。

年齡與自律神經的運作

即便無法阻止年紀增長，為了不要讓副交感神經機能衰退，
我們可以藉由改善生活習慣，不要過於傾向交感神經優位。
重整自律神經的平衡，就能維持健康與朝氣。

年齡影響的自律神經機能變化

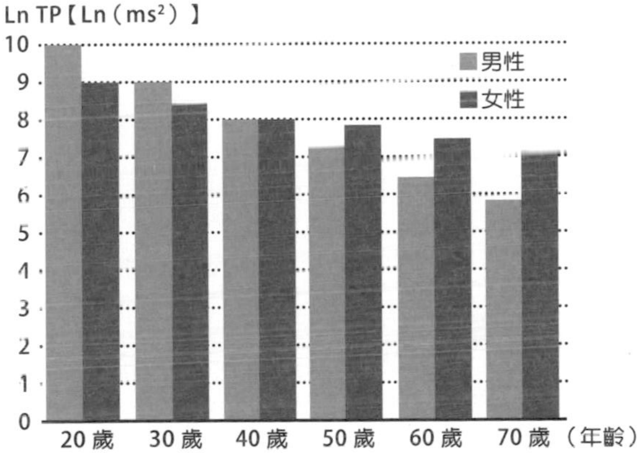
Ln TP【Ln（ms²）】
10
9
8
7
6
5
4
3
2
1
0
男性
女性
20 歲
30 歲
40 歲
50 歲
60 歲
70 歲
（年齡）

如果副交感神經的機能衰退

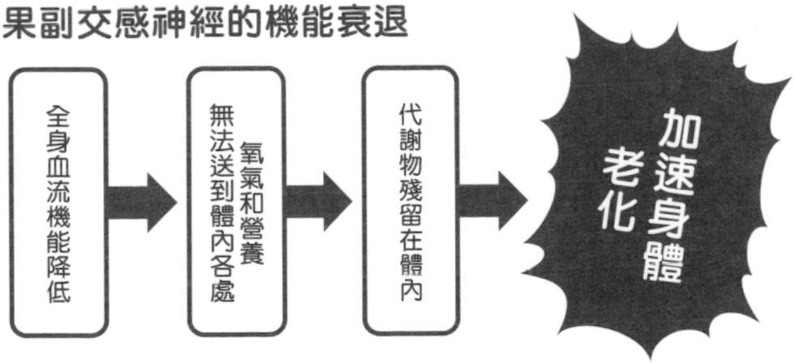
全身血流機能降低
氧氣和營養無法送到體內各處
代謝物殘留在體內
加速身體老化

○現今 10 多歲世代的自律神經狀況很危險！

因為新冠肺炎的影響，學生的生活變成以居家學習或線上學習為中心。自我約束帶來的生活變化和無法去學校見到朋友的壓力，讓原本在 10 多歲的身體內正常運作的副交感神經機能變弱了。

「血流」掌握了健康的關鍵？

血流機能降低會導致心臟與身體的不適

將氧氣和營養送至全身細胞的血流，對人體而言就是生命線。交感神經讓血管收縮、副交感神經讓血管鬆弛，以此讓血液流經全身。

但是如果交感神經過度工作，血管收縮就有可能成為血流停滯、頭痛、肩膀僵硬、腰痛、甚至是腦梗塞或心肌梗塞等病症的原因。送到腦部的氧氣減少的話，思考力和判斷力也會減弱，心理狀態也會變得不安定。

自律神經的平衡與血流

交感神經的運作

血管收縮、血壓上升、血流加速

⇒血流狀況變好

（血流量少）

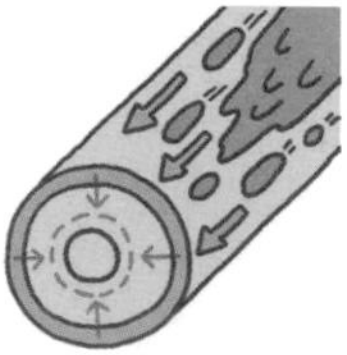

副交感神經的運作

血管鬆弛、血壓下降、血流量變多

⇒血流狀況變好

（血流較慢）

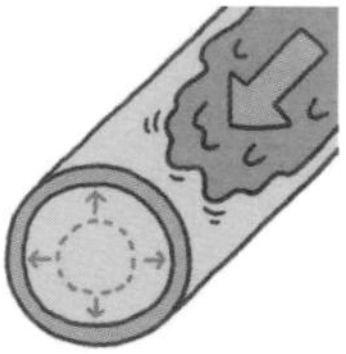

交感神經和副交感神經交互進行維持良好平衡的運作，讓血管的收縮與鬆弛有節奏地進行，就能讓血液順暢地流經整個身體。

不適會傳遍全身

身體是靠流遍全身的血液來連結的。
如果有某處的血流堵住了，血液就會無法流到整個身體；
如果某處發生不適，不適也會跟著血流傳到整個身體。

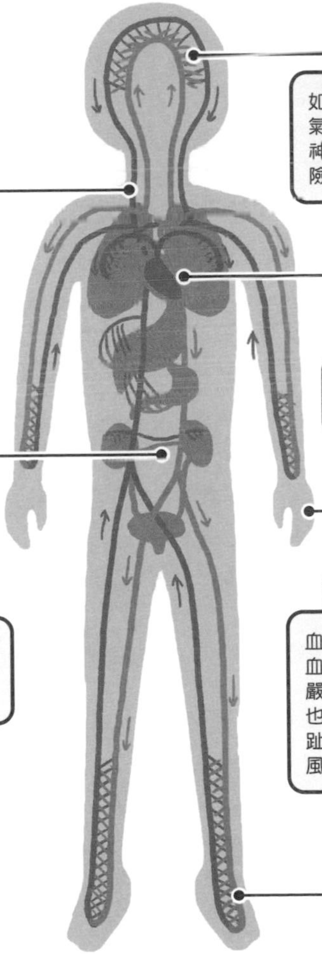

頭、腦

如果不能供應足夠的氧氣和營養，就會出現精神恍惚、腦貧血等風險。

頸或肩

除了肩頸嚴重僵硬之外，也會妨礙血流進入頭和腦，引起頭痛、眼睛疲勞、暈眩、耳鳴等問題。→ P.34

心臟

心肌梗塞和狹心症的風險提升。

腸道

如果腸道內製造出不好的血液，就會從腸子流經全身。→ P.40

手指尖、腳趾尖

血液不會流到末梢的微血管，造成手腳冰冷。嚴重的話，氧氣和營養也無法送到手指尖和腳趾尖的細胞，有壞死的風險。

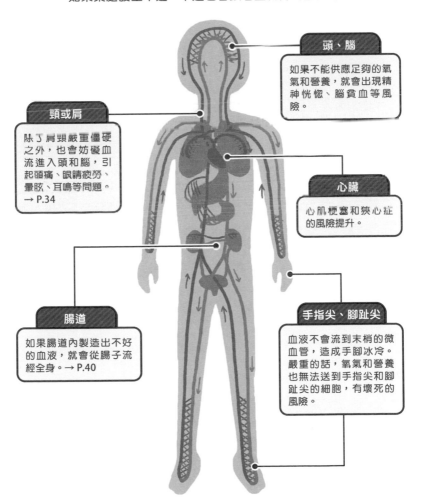

不適能夠靠自己改善嗎？

「重整自律神經」是指？

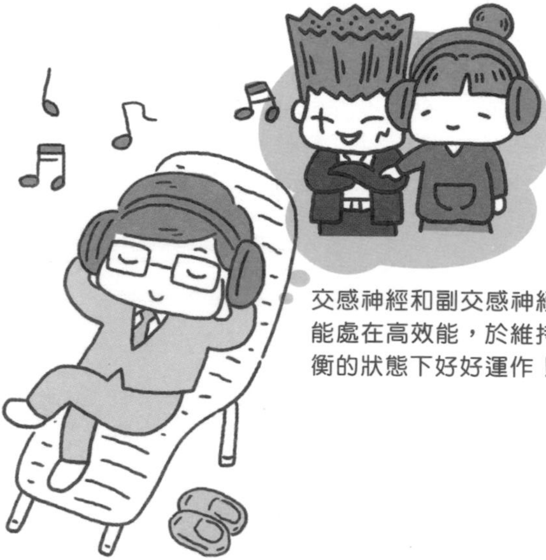

交感神經和副交感神經都能處在高效能，於維持平衡的狀態下好好運作！

「理所當然的生活」就是最佳的良藥！

到底該怎麼做，才能改善不適的狀態呢？很遺憾，其實並不存在那種特效藥。即使有能夠緩解症狀的藥物，那也只是暫時的應對方式而已。

不適的原因，就在於因壓力所帶來的不規律生活，導致自律神經失調。反過來說，只要大家能夠過著理想中那種「理所當然」的生活，自律神經就會漸漸調整好狀況了。

重整自律神經讓自己更健康

只要心靈和身體的調節變好了，
就能持續發揮接近百分百的績效，
讓你從不適和煩惱中解放、以「真正的自己」快樂生活下去。

這樣的話該怎麼做？

飲食、運動、呼吸、睡眠，還有壓力應對等等，只要平時能稍微改變行動和意識就可以了！

對現代人而言最必要的，就是不要過度刺激已經在高度運作的交感神經，然後不要讓變弱的副交感神經運作繼續衰退下去。

只要了解什麼行動會刺激交感神經、什麼行動會減緩副交感神經，並且避免這些狀況就能對自律神經進行調整了。

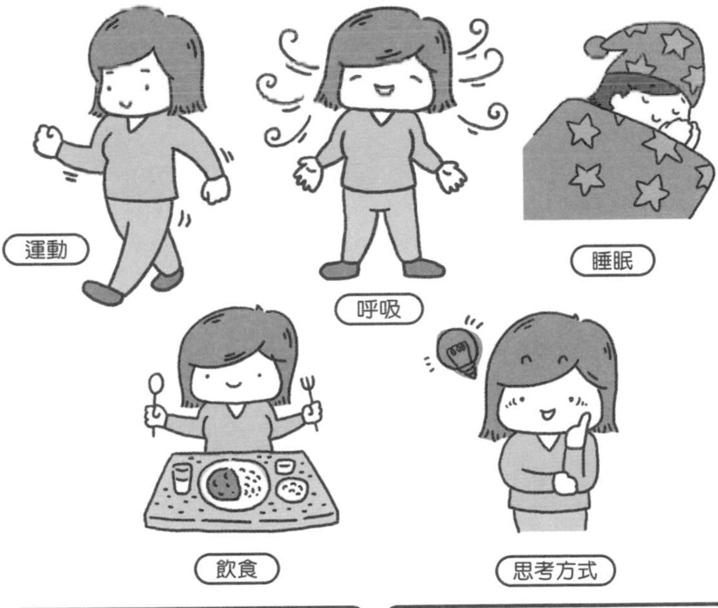

生活方式的訣竅請見第 2 章→ P.51~

思考方式的訣竅請見第 3 章→ P.107~

呼喚幸福

自律神經的情報①

只要張開手掌再闔上！消除不適的魔法小運動

在因為緊張、焦慮而感受到壓力時，就試看看把手掌一張一闔的「開闔體操」吧。先張開手掌，讓五根手指頭往反方向盡可能擴張，有節奏地重複進行像是猜拳時出「石頭」和「布」時的手勢。

因為手掌上有很多能調整自律神經的穴道，努力張大手掌就能刺激那些穴道，提升副交感神經的運作。相反的，握拳的動作會讓交感神經的運作提高。藉由分別提振交感神經和副交感神經的運作效能，就能重整自律神經的平衡。除此之外，有協奏地重複這兩個動作，就會促使大腦分泌營造幸福感、有「幸福荷爾蒙」之稱的血清素，心情會在不知不覺間變得舒暢起來，壓力應該也能因此紓解。

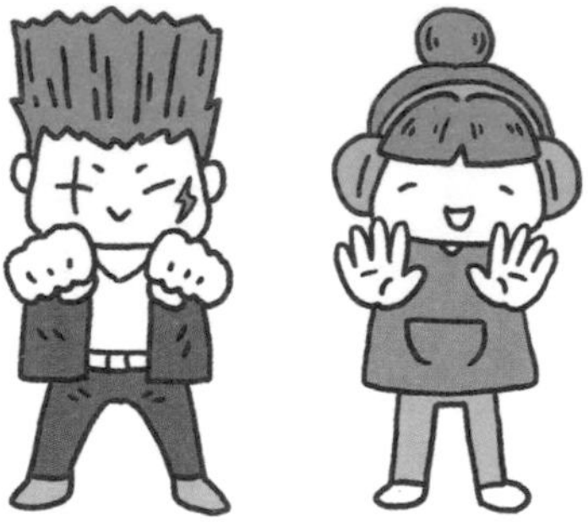

節奏性的「開闔體操」動作，可以調整自律神經的平衡，促使幸福荷爾蒙的分泌，舒緩你的壓力和不適的症狀。

第1章
自律神經擁有不為人知的力量！
～身體機能與不適的原因～

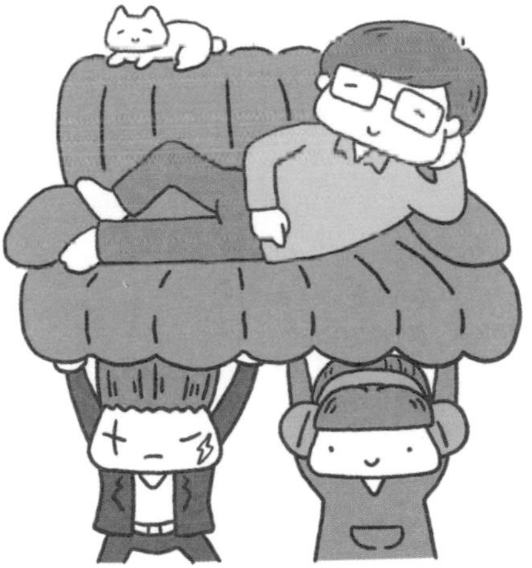

血流或心跳數、體溫等調節，
或是進行食物消化吸收的體內生命維持系統，
全都是自律神經在背後支撐它們的。
只要理解和自律神經相關的身體運作，
就能探究造成不適的原因究竟在哪裡。

沒有自律神經的話，就無法生存了!?

和自律神經相關的身體機能

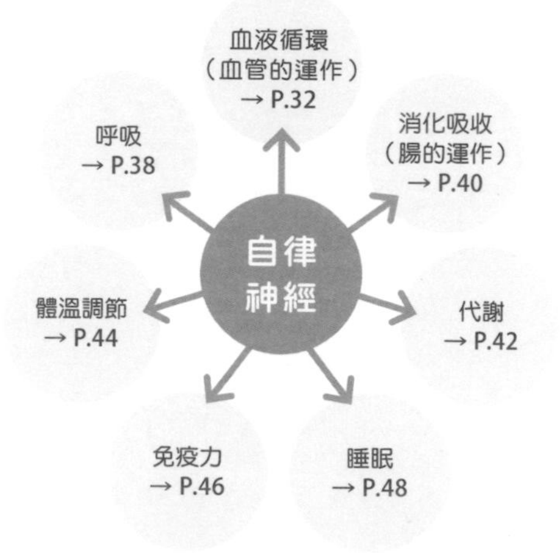
自律神經
血液循環（血管的運作）→ P.32
消化吸收（腸的運作）→ P.40
代謝 → P.42
睡眠 → P.48
免疫力 → P.46
體溫調節 → P.44
呼吸 → P.38

自動控制人體全身的運作

天氣熱的時候會流汗、緊張的時候心跳會加快，用餐後腸胃就會啟動消化運動，這些都來自於交感神經和副交感神經的運作。體內的內臟和器官能夠正常發揮功能，這兩者之間的平衡是不可欠缺的。

主要的身體機能是藉由交感神經來促進、副交感神經來抑制，唯有消化和免疫相關的機能是在副交感神經的運作處於優位的狀態下促進的。

交感神經和副交感神經的運作

自律神經的運作，對人類的生存來說是不可或缺的存在。
下面就讓我們來認識「活動、興奮」的交感神經和「休養、放鬆」的副交感神經各自的工作職責吧。

交感神經		副交感神經
緊張、興奮	心情	放鬆
擴張（較多的光進入）	瞳孔	縮小
較難流出	眼淚	較易流出
減少（口渴）	唾液	增加
擴張	氣管	變窄
變快	呼吸	變慢
變快	心跳	變慢
收縮	血管	弛緩
上升	血壓	下降
變慢／抑制	腸胃的消化活動／消化液的分泌	變活潑／促進
顆粒球增加	免疫	淋巴球增加
關閉	膀胱	開啟（促進排尿）
緊繃	肌肉	弛緩
促進	出汗	抑制
升高	體溫	降低

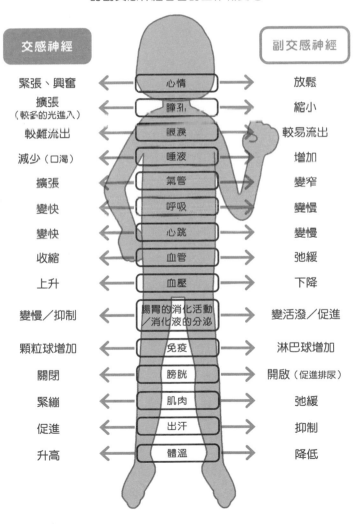

運作

血液循環
（血管的運作）
交 收縮／副 弛緩

控制將氧氣和營養送到全身的血流

主要的血液循環工作

1. 運送**氧氣和營養**到全身
2. 運送**免疫細胞**到全身
3. 回收全身的**老廢物質**
4. 調節**體溫**

↑

交感神經和**副交感神經**

維持良好平衡、交互運作很重要

交感神經過度工作會導致血液循環不良

調整自律神經，讓血管的收縮和弛緩能交替進行，就會讓血液循環變好。

然而，感受到憤怒、不安、壓力時，就會讓交感神經的運作急遽增加，血管也會過度收縮。很快地，黏稠的血液就會在體內流動。這樣一來，人體細胞的機能和免疫力就會下滑，而且變窄的血管也容易出現血栓，提升各式各樣疾病或血管障礙的風險。

控制如同人體生命線的血液流動，就能讓細胞工作活性化，遠離疾病。

血管的收縮和擴張

交感神經優位時 ▶ **血管收縮**

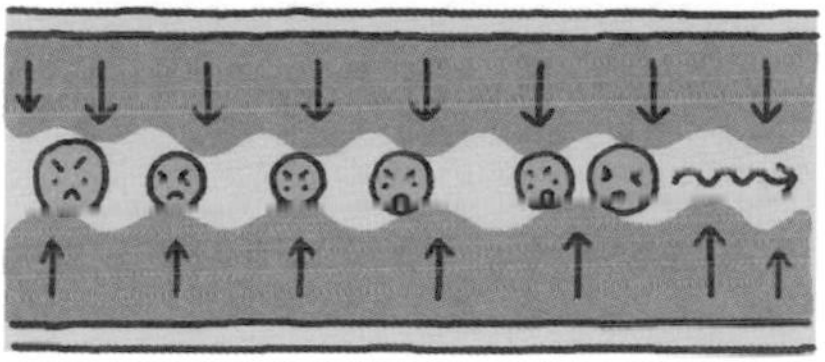

血管內流動的血量減少。氧氣和營養難以送達全身，導致老廢物質蓄積。

副交感神經優位時 ▶ **血管擴張**

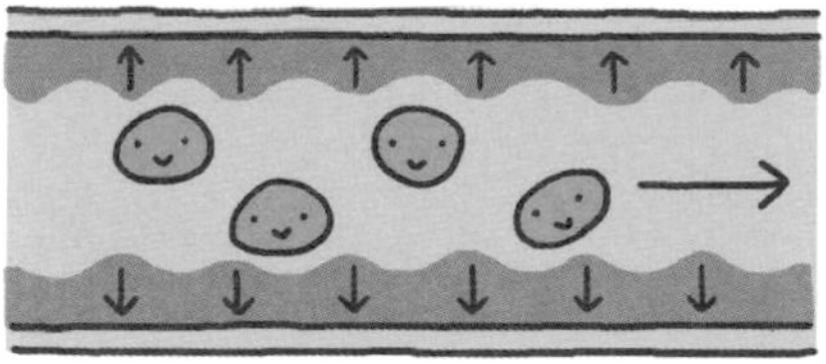

藉由擴張變窄的血管，讓血液順暢地流動。血流狀況變好的話，就能改善身體不適。

和血液循環有關的不適症狀

頭痛　眼睛疲勞　耳鳴　口渴　眼花
暈眩　起身暈眩　肩頸僵硬等（→ P.34）
浮腫　寒涼　皮膚粗糙等（→ P.42）

和血液循環有關的疾病症狀

腦梗塞　心肌梗塞　狹心症　腦中風
神經障礙　腎臟病　手腳壞死等（→ P.36）

腦脊髓液與自律神經

姿勢不良、頸部肌肉僵硬情況惡化的話，就會讓原本覆蓋腦部、擔綱保護大腦職責的腦脊髓液促使大腦萎縮，引發各式各樣的不適。

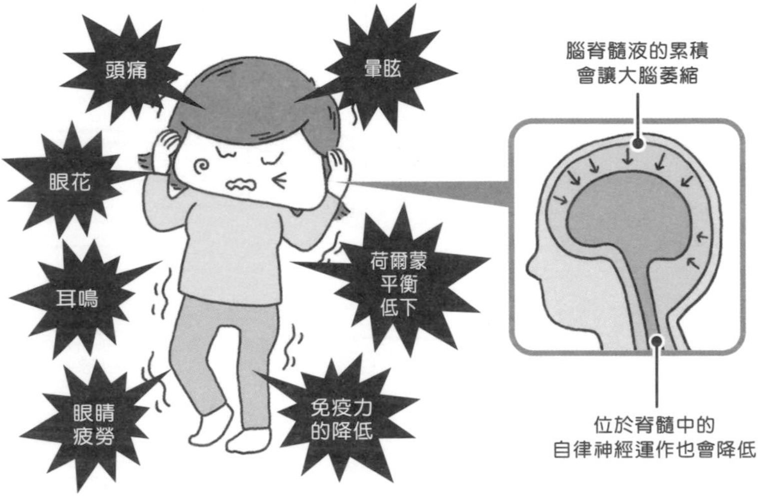
頭痛
暈眩
眼花
耳鳴
眼睛疲勞
荷爾蒙平衡低下
免疫力的降低
腦脊髓液的累積會讓大腦萎縮
位於脊髓中的自律神經運作也會降低

頭部、肩膀的血流阻塞，就會降低大腦和神經的運作

除了血液之外，在我們體內還有「腦脊髓液」這個重要的液體在流動。它會在大腦和血管的周邊循環，運送營養並帶走老廢物質。如果它的循環受阻，就會打亂位於脊髓中的自律神經運作，連帶降低內臟機能運作，免疫力和荷爾蒙平衡也會下滑。

此外，因為駝背或是使用手機、電腦導致長時間前傾的姿勢，就會壓迫頸部，讓腦脊髓液在頭部累積、造成大腦萎縮。接下來，就很容易出現頭痛、眼花、起立時暈眩、眼睛疲勞和視力衰退、耳鳴等症狀。姿勢不良，會讓血流狀況惡化，所以頸部和肩膀就會持續僵硬，讓流向頭部的液體循環不良，也就是所謂的惡性

頸部周圍的神經

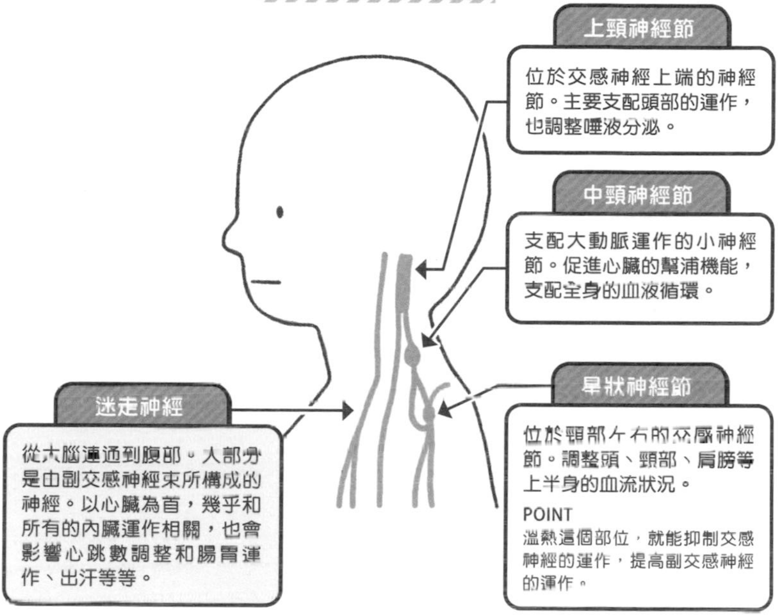
上頸神經節
位於交感神經上端的神經節。主要支配頭部的運作，也調整唾液分泌。
中頸神經節
支配大動脈運作的小神經節。促進心臟的幫浦機能，支配全身的血液循環。
星狀神經節
位於頸部左右的交感神經節。調整頭、頸部、肩膀等上半身的血流狀況。
POINT
溫熱這個部位，就能抑制交感神經的運作，提高副交感神經的運作。
迷走神經
從大腦連通到腹部。大部分是由副交感神經束所構成的神經。以心臟為首，幾乎和所有的內臟運作相關，也會影響心跳數調整和腸胃運作、出汗等等。

循環。

在我們的頸部，有副交感神經工作中最重要的「迷走神經」通過。頸部僵硬會妨礙它的運作，讓交感神經運作過度提高。另外，頸部這裡還有跟交感神經和副交感神經運作相關的大量神經節匯集。

頸部支撐著約4～6公斤重的頭部，在姿勢不良的情況下，對於頸部造成的負擔可是不容小覷的。姿勢的改善跟自律神經平衡以及大腦運作、保持身體健康等息息相關。下次當各位感覺肩頸疲勞時，請務必溫熱自己的肩頸，讓頸部的血流狀況得以恢復吧。

血管類疾病與自律神經

高血壓、高血脂、糖尿病等疾病，
都是傷及血管內壁所引發的血管類疾病。

①血液中的脂肪或糖增加。

②血液變得汙濁濃稠，讓血流狀況變差，對血管內壁造成損傷。

③血管狀態惡化。

④脂肪和膽固醇在血管內壁堆積，導致血管變窄、硬化，產生「阻塞」和「破損」。

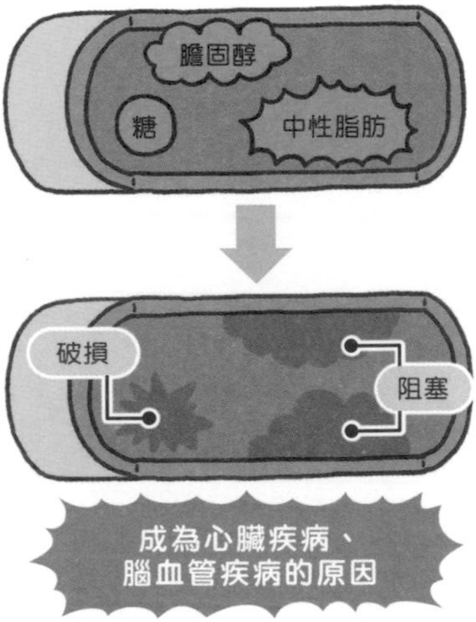
膽固醇
糖
中性脂肪
破損
阻塞
成為心臟疾病、
腦血管疾病的原因

「血管類」問題的原因是交感神經的過度運作

被稱為日本人三大死因的就是「癌症」和心肌梗塞與狹心症等「心臟疾病」、腦梗塞與腦出血等「腦血管疾病」。在這之中，心臟疾病和腦血管疾病都是由於心血管或腦血管中出現名為「血栓」的血塊所引起的疾病。

血栓形成的原因，在於血液流動受阻，讓血管因而硬化、變窄。和它相關的疾病，有高血壓、高血脂所引發的動脈硬化，以及糖尿病等等。血液中的脂肪或膽固醇的增加會讓動脈硬化，血液中的糖增加後會導致糖尿病，無論哪一種，都是因為血液的「汙濁」傷害了血管的內壁，讓血管狀態惡化的疾病。

這一類疾病，是因為壓力、飲食過量、運動

血管類疾病導致的主要併發症

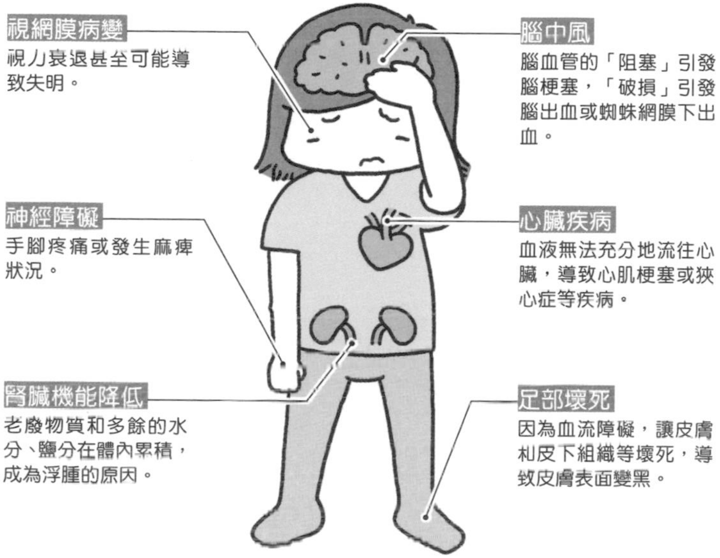
視網膜病變
視力衰退甚至可能導致失明。
腦中風
腦血管的「阻塞」引發腦梗塞，「破損」引發腦出血或蜘蛛網膜下出血。
神經障礙
手腳疼痛或發生麻痺狀況。
心臟疾病
血液無法充分地流往心臟，導致心肌梗塞或狹心症等疾病。
腎臟機能降低
老廢物質和多餘的水分、鹽分在體內累積，成為浮腫的原因。
足部壞死
因為血流障礙，讓皮膚和皮下組織等壞死，導致皮膚表面變黑。

不足等生活習慣紛亂等原因所觸發的。因為藥物治療只是治標的治療法罷了，重要的還是從生活習慣的改善來斷絕根本的病因。

此外，如果檢查這類疾病患者的自律神經狀況，結果就會發現幾乎所有患者的交感神經都是過度運作的。因為交感神經的運作過剩，會導致血管的收縮。因此，如果從能夠提升副交感神經作用的生活習慣修正開始著手，就能鬆弛血管、讓血流狀況變好，病情也能因此改善。血管類疾病的原因之一，就在於血管的過度收縮所導致的血流狀況惡化。

運作

呼吸
交快／副慢

能靠自己的意思進行調整，自律神經的氣壓計

呼吸紛亂與交感神經的過度運作

較快、較淺的呼吸會提升交感神經的運作程度。呼吸淺，就會讓體內獲得的氧氣量變少，這會讓交感神經促使血管過度收縮，以致於讓體內的血流一口氣落到最差的狀態。

但是，呼吸是能夠靠我們自己的意思去變化快慢深淺的。這是被自律神經所支配的身體運作中，唯一一項能夠由我們自身意念去控制的機能。

主要的呼吸運作

1. 為血液帶來**氧氣**
2. 增加**血流量**
3. 讓心跳的節奏**正常**
4. 提高集中力，產生**放鬆的效果**

↑

和**副交感神經**的運作息息相關，提高免疫力

「較緩、較深的呼吸」會提升副交感神經的運作，調整自律神經的平衡。

橫膈膜與副交感神經的運作

位於肺部下方的橫膈膜是自律神經密集之處。
透過腹式呼吸，橫膈膜會上下移動，
此外，刻意將吐氣變得更緩慢，
可以讓副交感神經的運作處於優位狀態。

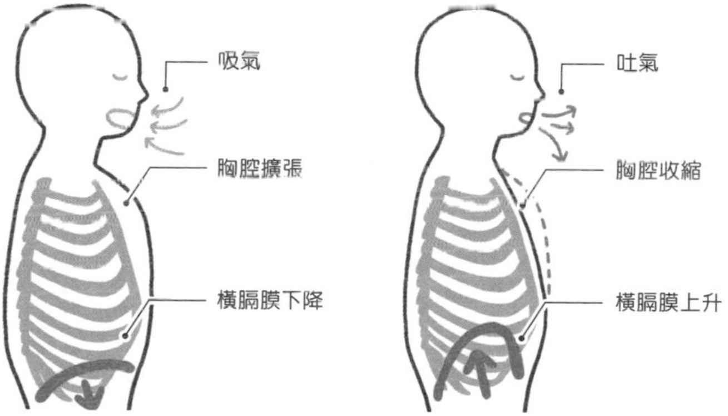
吸氣
胸腔擴張
橫膈膜下降
吐氣
胸腔收縮
橫膈膜上升

與呼吸相關的不適症狀

頭痛　眼花　肩頸僵硬　浮腫　寒涼　失眠
倦怠感　集中力降低等

與呼吸相關的疾病症狀

支氣管哮喘　心臟衰竭　睡眠呼吸中止症
感冒、流行性感冒（免疫力低下所導致）等

推薦「1：2 呼吸法」→ P.68

運作

消化吸收
（腸的運作）
交抑制／副促進

作為「第2個大腦」，維持心理與身體的健康

腸子的不適會擾亂心緒，腦部的不適會打亂腸道環境

感到緊張時，肚子就會跟著痛了起來，或是因為便秘而感受到壓力。大家應該都有這類經驗吧。這是因為腸子又被稱為「第2個大腦」，人體擁有腸腦相關的網路的關係。大腦的壓力會傳給腸子、腸子的不適也會直接傳達到大腦。

腸子的不適，不只會刺激交感神經，因而產生焦慮感，也會抑制腸道蠕動時的消化吸收機能。想要提高腸子的運作，副交感神經的作用就是不可欠缺的。

主要的腸道運作

1. 消化食物，**吸收**養分
2. **排泄廢棄物**
3. 腸道細菌**提高**免疫力，**緩和**過敏症狀
4. **促進**血清素的生成，**緩解壓力**

↑

副交感神經的運作
會促進消化、吸收、排泄等作用

調整自律神經的平衡，腸道狀況也會變好，副交感神經運作的話，身心狀況也會更安定。

何謂腸腦相關？

腸子和大腦相互影響、反映彼此的狀況。

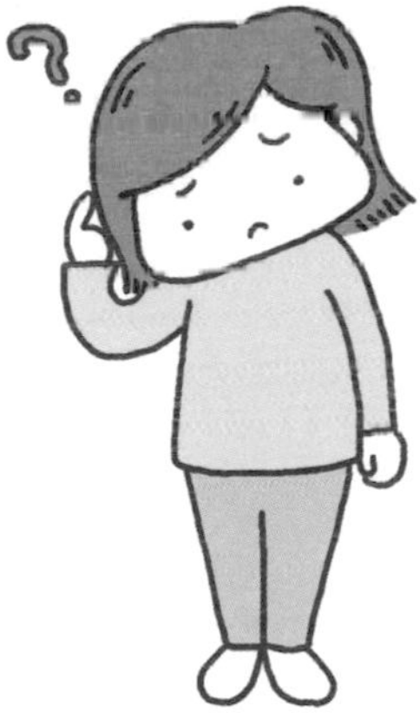

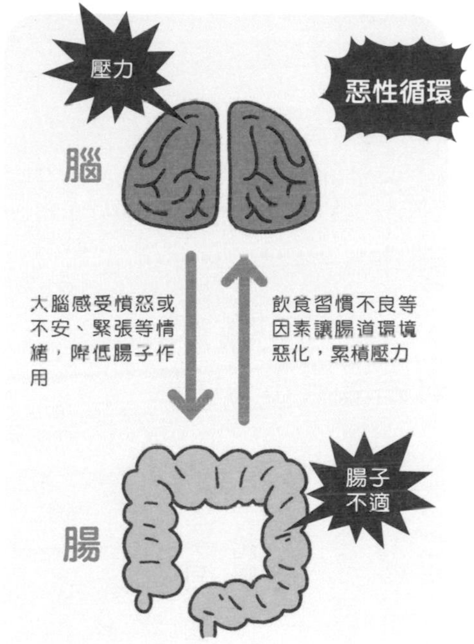
壓力
惡性循環
腦
大腦感受憤怒或不安、緊張等情緒，降低腸子作用
飲食習慣不良等因素讓腸道環境惡化，累積壓力
腸子不適
腸

與腸子運作相關的不適症狀

便秘　腹瀉　腹部膨脹感　脹氣
皮膚粗糙　粉刺　皰疹　浮腫　體重增加
焦慮　幹勁降低等（→ P.42、60）

與腸子運作相關的疾病症狀

感冒、流行性感冒（免疫力低下所導致）
大腸激躁症等

腸子的「水腫」

含有過多的水分、處於腫脹狀態的腸子，會讓消化吸收機能、老廢物質的排泄機能、代謝機能下滑，成為各式各樣不適的原因。

正常的腸道狀態

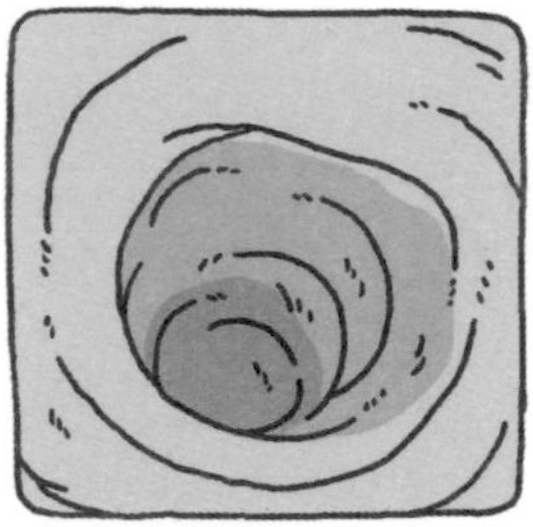

腸道的蠕動變活潑，
消化吸收和排泄能正常進行。

「水腫」的腸道狀態

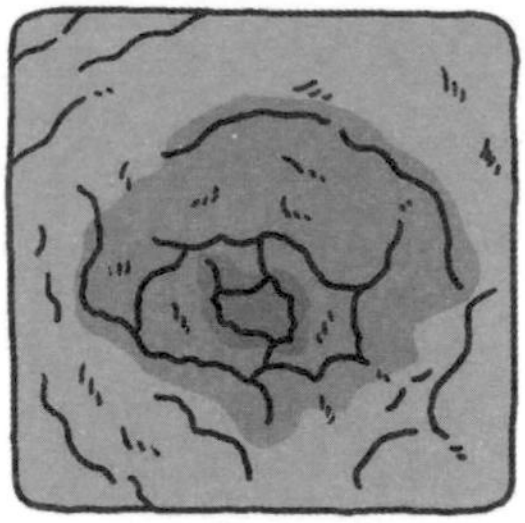

腸道處於腫脹狀態，
是便秘或體重增加的原因。

腸子的「水腫」會影響美容和健康

提到「水腫」，大多都會聯想到特別會在下肢出現的症狀，實際上，腸子的水腫是手腳浮腫的原因，而且也會提高引發皮膚粗糙、便秘、體重增加等身體問題的可能性。

腸子之所以會水腫，是因為腸子蓄積了過多的水分導致寒涼。腸子寒涼就會讓血流受阻，使得消化吸收機能低下，消費由飲食獲得的能量的代謝機能也會跟著下滑。代謝機能一降低，就會讓身體儲存多餘的脂肪和水分，讓身體出現浮腫和體重增加等狀況。

想要消除腸子的水腫，首先就得改善吃得過多、喝得過多，以及浮腫成因的高鹽分飲食等問題。接著就要提高副交感神經的活動，讓內

便秘對美容的影響

便秘導致老廢物質在腸道內長期滯留，會在腸道內形成含有毒素、品質不良的血液，這些血液流通全身後，會在身體表面出現各式各樣的問題。

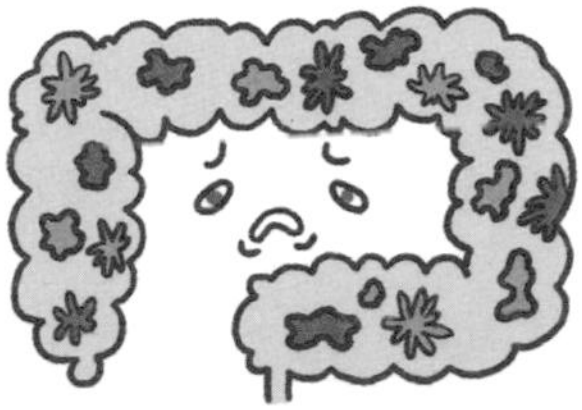

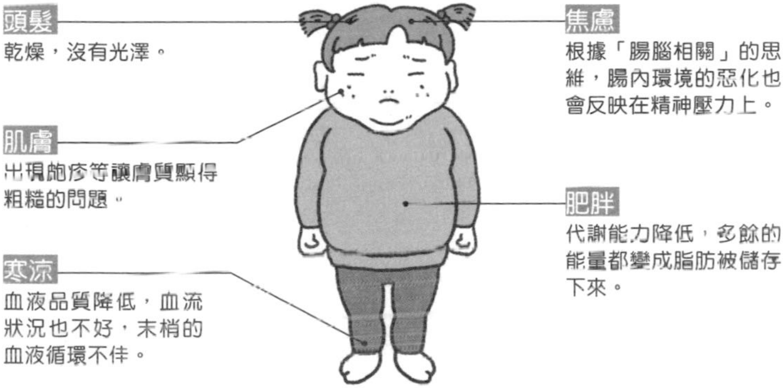
頭髮
乾燥，沒有光澤。
肌膚
出現皰疹等讓膚質顯得粗糙的問題。
寒涼
血液品質降低，血流狀況也不好，末梢的血液循環不佳。
焦慮
根據「腸腦相關」的思維，腸內環境的惡化也會反映在精神壓力上。
肥胖
代謝能力降低，多餘的能量都變成脂肪被儲存下來。

臟血流狀況好轉，同時讓腸子的蠕動運動更活潑，來改善便秘的問題，這一點很重要。此外，要有意識地攝取增加腸內益菌的飲食（參考P.60），避免讓交感神經活躍的壓力和刺激，藉此改善腸道環境、提升腸子運作。這些都和預防浮腫有緊密關係。

腸子出現水腫，也存在便秘症狀慢性化的可能性。因為便秘使得老廢物質在腸道內堆積，在腸道內吸收了老廢物質的血液就會流通到全身。這樣一來，皮膚就會出現皰疹或膚質不佳等毛病，不光是健康，從美容的角度來看都會受到不良的影響。

運作

體溫調節

交 上升／
副 下降

敏銳地察覺溫度變化，在寒暑氣候守護身體

交感神經過於處在優位，會導致手腳或全身冰冷

即使在夏天或是溫暖的房間裡，依然會手腳冰冷的人，就有自律神經失調症的疑慮。

原本身體就會透過自律神經的活動來讓體溫保持在一定的程度，但是交感神經處於優位時，就會讓血管收縮，血液因此難以送到末梢血管，導致身體寒涼。

此外，運動不足或長時間久坐也會讓血流受阻，身體就容易變得寒涼，成為導致內臟機能低下或失眠的原因。

主要的體溫調節運作

1. 促使出汗和肌肉顫抖，保持一定的體溫
2. 提升代謝機能
3. 增進免疫力
4. 讓大腦運作活性化

↑

交感神經與副交感神經
維持良好平衡的運作，血流狀況正常

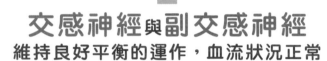

留意壓力或氣溫的變化，以及姿勢等層面，就能調整血流狀況，改善寒涼的狀況。

體溫調節的機制

「炎熱」和「寒冷」的訊息被傳達到大腦的下視丘之後，
就會透過自律神經發出讓體溫維持一定的指令。

熱的時候

①皮膚感受到「熱」，傳達到下視丘。

②**交感神經運作變弱、血管擴張。**

③增加血流量，皮膚表面溫度上升，促使出汗、放出身體的熱能。

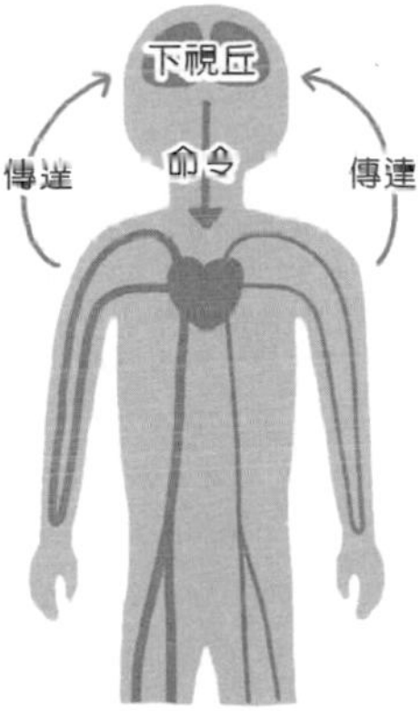

冷的時候

①皮膚感受到「冷」，傳達到下視丘。

②**交感神經運作變強，血管收縮。**

③減少血流量，為了防止體內熱能散失，讓肌肉顫抖，提高體溫。

自律神經對氣溫的變化是很敏感的。
在日本，有夏天時副交感神經容易處於優位，
冬天時交感神經容易處於優位的傾向。

跟體溫調節運作有關的不適症狀

寒涼　內臟機能低下　腹痛　腹瀉　肩頸僵硬　腰痛
皮膚粗糙　浮腫　疲勞感　集中力降低　生理不順等

跟體溫調節運作有關的疾病症狀

感冒、流行性感冒（免疫力低下所導致）　低血壓
貧血　甲狀腺機能低下症　周邊動脈阻塞等

運作

免疫力

交 顆粒球／副 淋巴球

守護身體，對抗感染症和過敏症狀等疫病

自律神經的平衡被破壞的話，就會增加癌症或失智症的風險

人體對感冒等疾病的抵抗力，是由免疫力的高低來決定的。擔綱免疫力中心要角的「顆粒球」和「淋巴球」，都屬於白血球的一種。

這兩者之間如果能維持良好的運作平衡的話，就會增強免疫力，但若是自律神經的平衡被打亂了，任何一邊的數量太多或太少，就會存在讓免疫力因此下滑的風險。

主要的免疫力運作

藉由排除從體外入侵、或在體內出現的病原體，預防發病。

顆粒球的工作

排除細菌和病毒等病原體，主要是保護身體免於感冒或流行性感冒等感染症傷害。

淋巴球的工作

防備病原體和異物的入侵，在淋巴液和血液中巡邏，記憶抗原的特徵，產生抗體。

交感神經增加的話，「顆粒球」就增加

副交感神經增加的話，「淋巴球」就增加

為了提升支持免疫系統的「顆粒球」和「淋巴球」的運作，自律神經的平衡很重要。

免疫力與自律神經

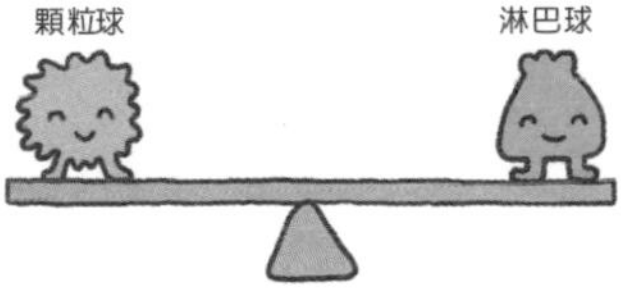

免疫系統的平衡穩定

自律神經的平衡穩定時

無論顆粒球或淋巴球都是正常工作。

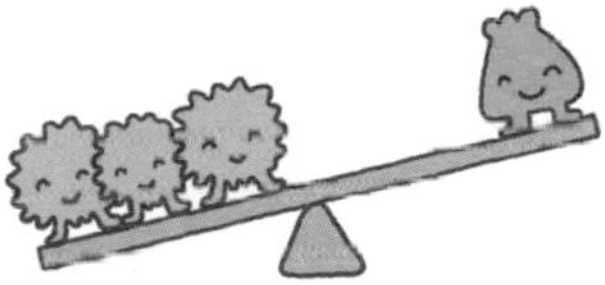
顆粒球過度增加

交感神經處於優位時

皮膚變得容易發炎。連維持健康的必要正常菌也都被殺掉，免疫力因而低下。

跟顆粒球的增加有關的疾病症狀

癌症　動脈硬化　糖尿病　腦中風　阿茲海默症等

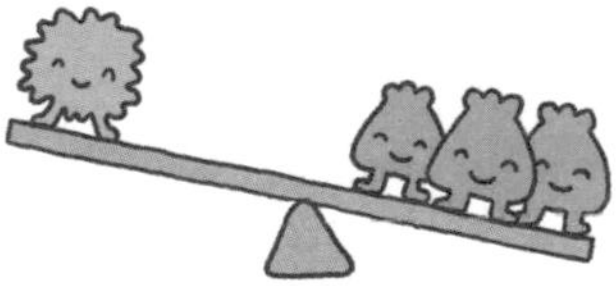
淋巴球過度增加

副交感神經處於優位時

對於造成過敏原因的抗原，身體會敏感地反應、變得容易引發過敏問題。此外，因為副交感神經過度運作，所以情緒陷入鬱悶的狀況也會更加激烈。

跟淋巴球的增加有關的疾病症狀

花粉症　異位性皮膚炎　骨質疏鬆症　憂鬱症等

運作

睡眠

交妨礙／副促進

心靈與身體的維護，將當天的疲憊解放吧

生活節奏的紛亂會讓「睡眠的品質」降低

即使睡過一覺也無法消除疲憊的原因之一，就是依循自律神經的一天內變動、在入夜之後應該要減緩的交感神經運作，反倒在睡覺時變活躍的關係。因為熬夜或加班所造成的夜晚型生活，會阻礙將身體引導至休息模式的副交感神經運作。

此外，像是智慧型手機的使用等夜晚的強光刺激，會打亂生理時鐘，讓睡眠荷爾蒙的分泌低下，形成失眠的原因。

主要的睡眠運作

1. 去除大腦的老廢物質，進行記憶的整理
2. 分泌成長荷爾蒙，恢復疲勞
3. 分泌擁有抗氧化作用的褪黑激素，抑制老化
4. 淋巴球的運作活性化，增加免疫力

← 副交感神經的運作會提升睡眠的品質

讓生活節奏配合自律神經的一天內變動，依循生理時鐘，就能更順暢地入睡。

生理時鐘影響的睡眠結構

入夜後自然而然會想睡覺，是受到人類體內的節奏（晝夜節律）所影響。早上沐浴在陽光下，讓生理時鐘重整，到了傍晚，又會分泌促進睡眠的「褪黑激素」這種荷爾蒙，讓人產生睡意。

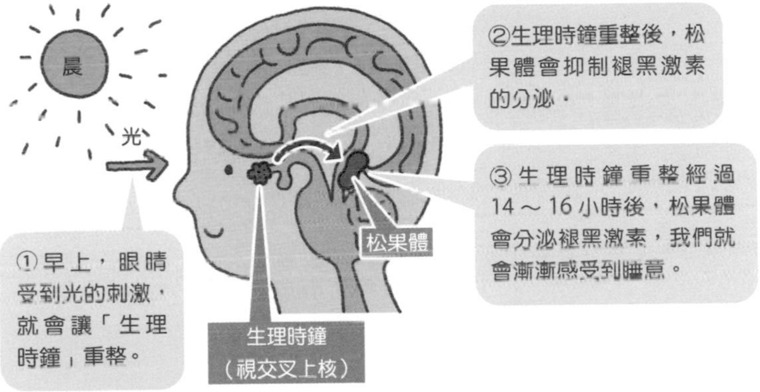
晨
光
①早上，眼睛受到光的刺激，就會讓「生理時鐘」重整。
生理時鐘
（視交叉上核）
松果體
②生理時鐘重整後，松果體會抑制褪黑激素的分泌。
③生理時鐘重整經過14～16小時後，松果體會分泌褪黑激素，我們就會漸漸感受到睡意。

一日的褪黑激素分泌量變化

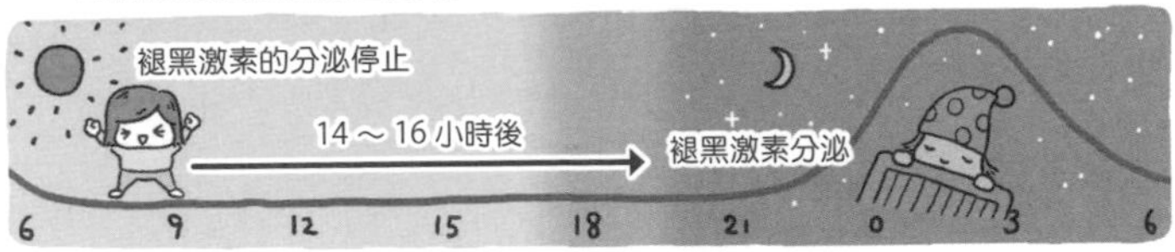
褪黑激素的分泌停止
14～16小時後
褪黑激素分泌
6
9
12
15
18
21
0
3
6

跟睡眠運作有關的不適症狀

失眠　睡眠障礙　中途醒來　疲勞感累積
集中力降低　記憶力降低　焦慮　體重增加等

跟睡眠運作有關的疾病症狀

憂鬱症　精神疾病　失智症　發展遲緩　高血壓等

呼喚幸福

自律神經的情報②

調整呼吸就能呼喚幸福!?
隱藏在「嘆氣」裡的意外效能

帶有負面印象的「嘆氣」，其實是人類本能驅使下進行的自律神經調整行動之一，並不是不好的事情。如果心中懷抱不安，或是過度聚精會神在某件事情上，人有時就會忘了呼吸。呼吸一停止，血流就會發生滯礙，氧氣就會無法被送到細胞那裡。接著，交感神經的高度活動就會擾亂自律神經。在這個時候，為了讓身體進行較深的呼吸，就會出現「嘆氣」這個提振副交感神經的本能行動。如果忍著不呼出氣的話，就會妨礙血流運行，導致身心狀態的惡化。

嘆氣之後，滯留在末梢血管的血液也會再次回流。因此，嘆氣是能調節自律神經，幫助身心重整的存在。

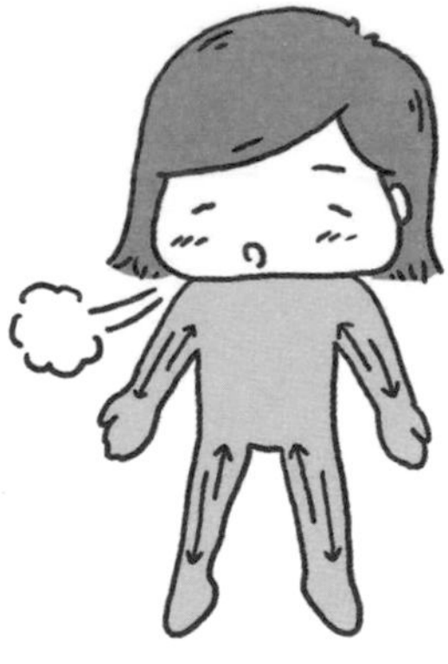

嘆氣能讓身體進行較深的呼吸，提高副交感神經的運作，讓身體和心靈都得以重整，是呼喚幸福的開關。

第2章
調整生活風格
～生活方式的訣竅～

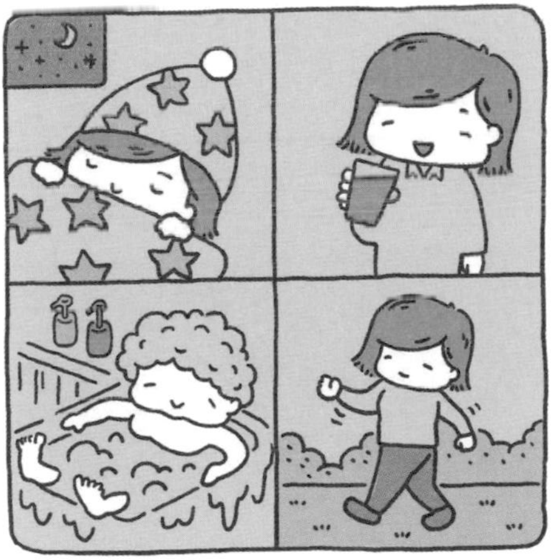

平時毫無意識的行動模式或習慣，
會過於刺激交感神經，
並且讓副交感神經的運作減弱……
在第 2 章中，要介紹能在生活中採用，
整理自律神經平衡的生活方式。
只要改變生活習慣，就能讓自律神經維持穩定！

自律神經調節的關鍵字就是「慢慢動」

對身心的作用

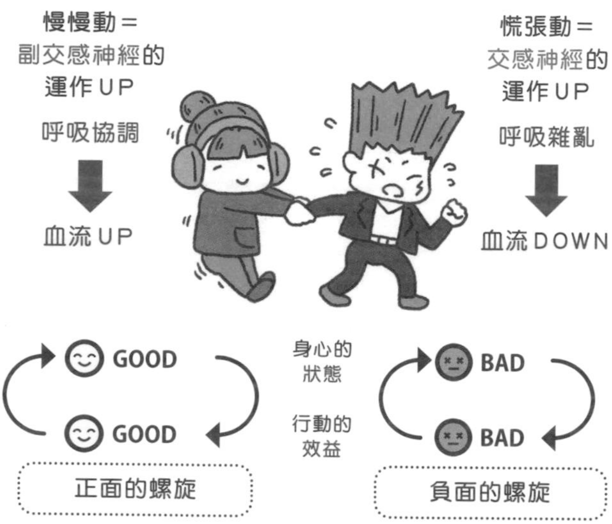

慢慢動＝
副交感神經的
運作UP
呼吸協調
血流UP
慌張動＝
交感神經的
運作UP
呼吸雜亂
血流DOWN
GOOD
GOOD
身心的
狀態
行動的
效益
BAD
BAD
正面的螺旋
負面的螺旋

副交感神經的運作能靠自己來進行控制

將自律神經的運作導向好的方向的關鍵，就在於讓日常生活中各式各樣的動作都能「慢慢」地進行。如果能做到「慢慢」行動，「呼吸」自然也會變得較緩、較深一些，這麼一來，副交感神經的運作就會提升，所以才會說動作快慢和自律神經的調節有所連結。

「呼吸」和自律神經之間存在很深的關聯性。在呼吸快且淺的時候，交感神經的運作會過度提振，導致血流狀況低下，情緒也隨之高

完全不會感受到壓力 自然地讓呼吸緩一些、深一些

讓動作轉變到「放緩」的重點

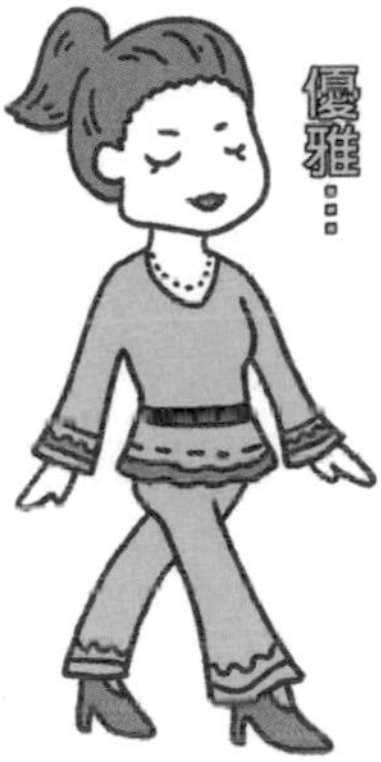

1. 將日常動作的速度，降到先前的六成左右。

2. 並不是慢吞吞、悠哉地動作，而是要將心思放在優雅的行為舉止。

↓

因為動作中完全沒有多餘的部分，所以比起急促又慌亂的時候，就結果上來說動作反而變「俐落」了。

漲，但是呼吸慢且深的時候，副交感神經的運作會提高，收縮的血管會鬆弛，情緒也恢復安定。光是藉由較慢、較深的呼吸，就能讓身心充滿元氣地甦醒，提升行動的品質，生活的效益也會跟著向上發展。

這裡希望大家注意的，就是不要過度在意呼吸這件事。但你開始意識到呼吸方式的時候，這件事本身就會成為壓力了，自律神經的步調會因此更加紛亂。

最重要的，就是在「不知不覺間」讓呼吸處在和緩且深的狀態。為了做到這一點，「慢慢動」就是必要的。「放緩」，就是人類可以靠自己達成、最棒的自律神經控制方法。

喝水
飲食的習慣①

每天要勤勞地飲用2公升的水

早晨一杯水和疲憊前的水分補充會讓腸胃有所反應

早晨起床時，就先喝下一杯水吧。「一大早就沒有幹勁」、「覺得很焦慮」，這就是因為交感神經處在亢奮的狀態，也就是說，自律神經的平衡已經被破壞了。因為自律神經和腸胃的運作有密切的連結，所以只要喝水、腸胃就會有所反應，讓自律神經的運作變好，就能啟動身體開關、暢快地展開一天的生活。

每天必要的水分攝取量最少要1．5公升，最適合的量據說是2公升左右。這並不是要各

如果身體的水分不足的話？

血流狀況低下的話，交感神經會處於優位，維持健康必要的氧氣和營養素就無法送達全身。這麼一來，消化機能和代謝老廢物質的機能也會降低。

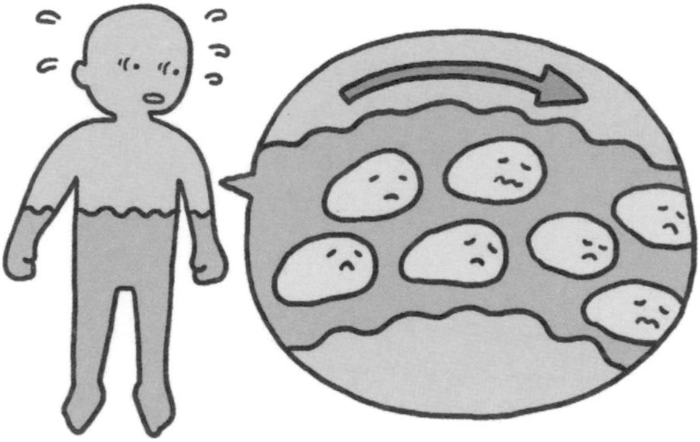

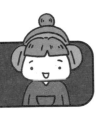

調節自律神經的平衡，身體不會垮掉，壓力也能紓解！

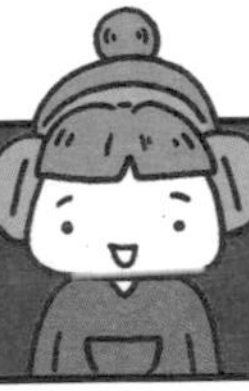

效果 1	疾病的預防	預防因為水分攝取不足導致血流受阻，因而引發的腦梗塞或心肌梗塞。
效果 2	大腦活性化	大腦有纖細的血管通過，藉由氧氣的送達，可讓腦部活性化、提高認知機能。
效果 3	便秘的預防和改善	刺激腸道，促進其蠕動運動，更容易產生便意。
效果 4	壓力的消除	透過副交感神經的運作，煩躁或焦慮等精神壓力都得以緩解。

位一口氣大量喝下去，重要的是「勤勞地」飲用。早上起床時當然不用多提，若是在工作和家事的空檔感受到「變遲鈍了」、「集中力下滑」等狀況的話，就要留意該喝點水了。

一旦人體內的水分不足，內臟的運作效率就會變差，讓交感神經變得活潑。勤勞地補充水分，就會促使副交感神經的運作，調節自律神經，讓身心都能變平穩。自律神經紛亂的話，腹瀉、便秘、食慾不振、失眠、身體寒涼或燥熱、浮腫等症狀就會出現。在焦慮的情緒下會累積壓力，原因也是源自缺乏水分。如果水分不足的情況持續下去的話，血液就會變得濃稠，進而傷害血管、讓血流狀況惡化。

多嚼幾下，慢慢地享用餐點

提升腸子和肝臟的機能，打造代謝能力佳的體質

整頓自律神經的重要關鍵之一，就是讓腸道環境變好，穩定腸子的運作。當我們在進食時，會刺激腸子，讓自律神經安定，所以請盡可能在固定的時間內享用每日3餐吧。入夜後過晚的進食會對腸胃造成負擔，所以無論如何都必須晚一點才吃飯的話，請選擇容易消化的食物，並且調節一下分量。

下一步，比什麼都重要的就是「慢慢地、開心地享用」。藉由多多咀嚼的動作，可以舒緩表情肌，提振副交感神經的運作。腸道活動也

如果一邊想事情、一邊趕著吃飯的話？

當我們有擔心的事情時，交感神經就會處於優位。在這種狀態下吃飯，不管是胃液的分泌或腸子的蠕動運動都會變弱，讓消化吸收的機能降低，但血糖卻會急速上升，形成容易發胖的體質。

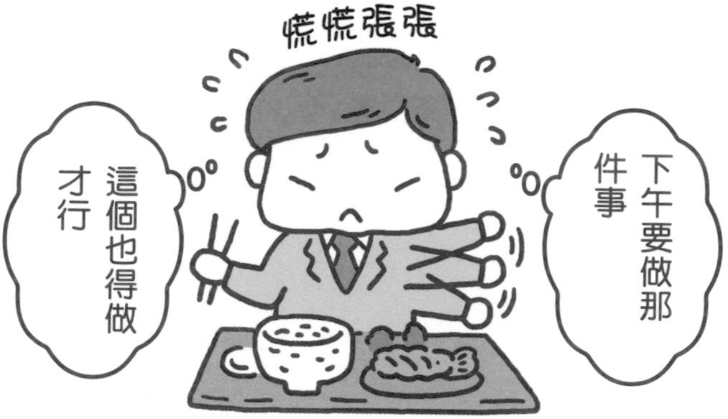
慌慌張張
下午要做那件事
這個也得做才行

讓腸胃的運作變得活潑，整頓身心狀況，讓大腦活性化！

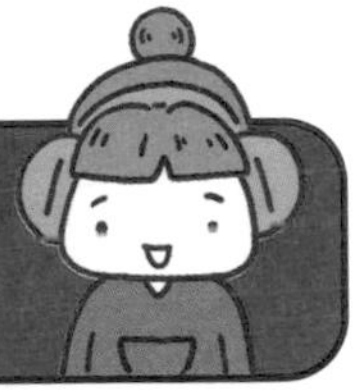

效果 1	暴飲暴食的預防	慢慢進食，會刺激飽食中樞，達到抑制食慾的效果，是因應肥胖的對策。
效果 2	放鬆的作用	唾液的分泌會讓副交感神經處於優位，讓身體和心靈都達到放鬆狀態。
效果 3	促進消化吸收	咀嚼時的刺激會傳達到大腦，促進以唾液為首的消化液分泌，讓營養更能迅速地被消化吸收。
效果 4	抗老化	包含在唾液內的抗老荷爾蒙──腮腺激素的分泌，能夠預防老化和失智症。

會因此活性化，增強消化吸收的機能。這樣的做法會讓品質好的血液送達肝臟，讓肝臟的機能也提高，使得代謝變好，對美容和健康都很有幫助，打造出不容易發胖的體質。

此外，如果在減肥時什麼都不吃，腸子就會停止活動，讓自律神經的平衡被破壞，所以太過度的禁食是應該避免的。如果你想要盡快感受到瘦身的效果，會比較推薦大家減少早晨和晚上所攝取的卡路里，以中餐為中心。當然，早晨和晚上也有必要刺激腸道，提振副交感神經，所以各位可以攝取充足的水分，然後選擇優格或香蕉等容易消化的食物，來調整腸道的環境吧。

「覺察」冥想法

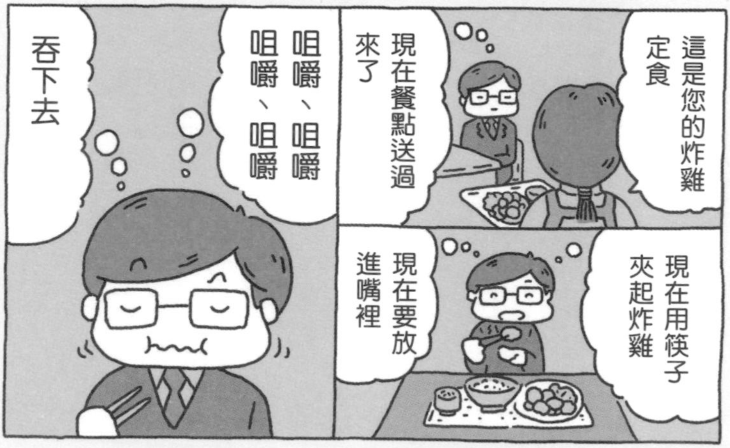
這是您的炸雞定食
現在餐點送過來了
現在用筷子夾起炸雞
現在要放進嘴裡
咀嚼、咀嚼咀嚼、咀嚼
吞下去

把注意力只集中在眼前的事物，就能調整自律神經

所謂的「覺察」，就是意識到現在正在進行的動作，藉由聚焦在該行動，提高自己集中力的訓練療法。假設在午餐時，心裡有「剛剛的工作失誤啦」、「下午一定要聯絡○○」等煩心事的話，就會打亂自律神經，胃液的分泌和腸子的蠕動運動也會變弱，造成消化不良。

這個時候，就要慢慢地咀嚼，意識到自己「現在吃進○○」、「現在咀嚼○○」等動作，這就是覺察訓練。藉由這種方法，自然就能放慢步調進食，不光是能調節自律神經，也會讓注意力更加集中。

讓午餐後不會想睡的訣竅

用餐前先喝下 1 杯水

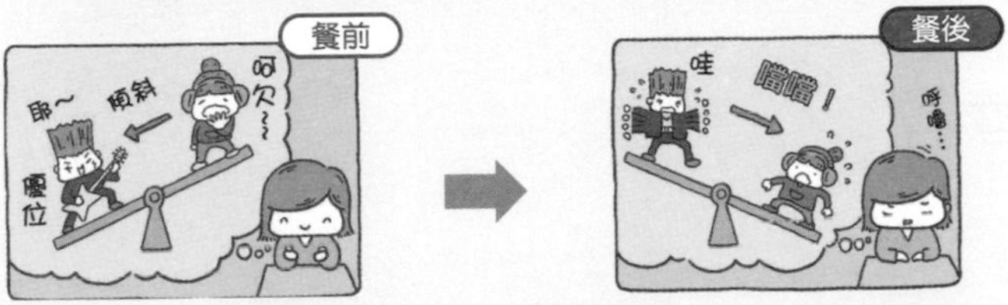

正午是生理一日內的變動中，交感神經最為活躍的時間帶。

腸胃開始消化吸收，副交感神經一口氣躍居優位，誘發急劇的睡意。

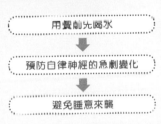

用餐前先喝水

↓

預防自律神經的急劇變化

↓

避免睡意來襲

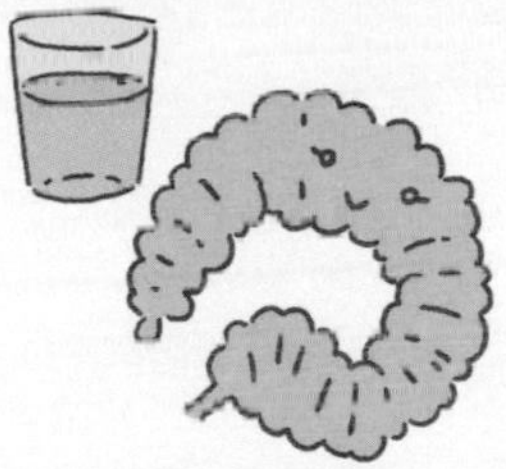

用餐後立刻被睡魔襲擊的原因，就在於自律神經的紛亂

大家應該都有到了下午工作時，突然變得很想睡覺的經驗吧。事實上，這個問題也和自律神經有所關聯。吃飯時會讓腸胃蠕動，使得交感神經處於優位。說得更精準一點，副交感神經活躍是在用餐後，進食中則是交感神經比較活躍。用餐完畢，消化器官會動起來，一口氣大轉換、提振了副交感神經的運作。而這也是讓我們突然感到想睡的原因。

這種情況下，就可以在用餐前飲用1杯以上的水，然後花點時間慢慢地進食。在吃飯前先喝水的話，可以讓腸子運作、提振副交感神經，同時在放慢步調的用餐過程中，副交感神經運作也會隨之活躍。如此一來，就能抑制太快讓優位轉換到交感神經的情況。

生活方式

腸道細菌
飲食的習慣③

提升腸道細菌的多樣性

如果腸道細菌惡化的話？

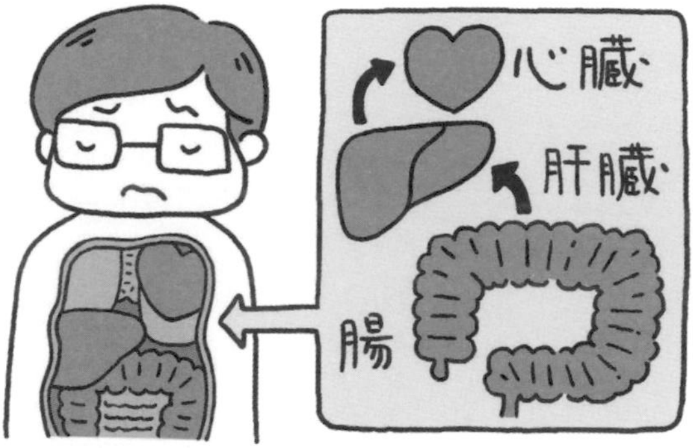

如果在腸道內吸收毒素和老廢物質、導致混濁的血液產生，當血液從腸子到肝臟、再從肝臟運往心臟，就會造成各個器官的機能低下。

腸道環境的改善關鍵，在於細菌的多樣性

腸子和自律神經之間有所關連，甚至可以說是密切相關。也就是說，我們可以想像成「累積壓力打亂了自律神經步調，腸子運作也會變差」以及「腸子運作惡化，自律神經也會失衡，進而累積壓力」。

因此，想要調整自律神經的平衡，整頓腸道環境是很重要的。這時想推薦給大家的，就是能增加腸道內好菌的優格。

每天食用優格的話，就能為腸道增加新的乳

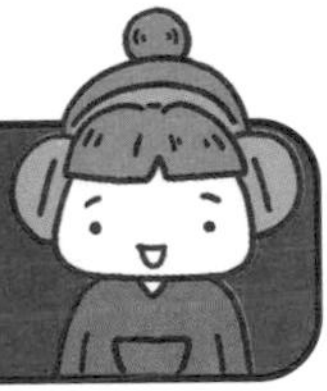

腸道細菌的多樣性，可以強化消化和代謝，還能調劑精神面！

效果 1	**新陳代謝能力提升**	消化食物、吸收養分後，優質的營養會送達體內各處，讓代謝機能活性化。
效果 2	**瘦身的效果**	確實消化吃下去的食物，就能打造出不易蓄積脂肪的身體。
效果 3	**精神面的提升**	腸子的運作會讓副交感神經的運作處於優位，緩和壓力或不安。
效果 4	**便秘的預防與改善**	乳酸菌或比菲德氏菌等能讓腸道環境變成好菌優勢的情況，對改善排便問題也有幫助。

酸菌和比菲德氏菌，讓腸道細菌的整體狀況變好。過去「選擇適合自己的菌＝選擇適合自己的優格」是主流，但是腸道內菌種的多樣性和腸道環境的優異是成正比的，所以各位不要總是吃同一款優格，每隔2～3週就嘗試看看別種優格會比較好。最重要的不是偶爾才為之，而是要每天持續進行。

目前已經知道腸道環境惡化的話，消化吸收也會變差，形成易胖的體質。即使是為了瘦身，把整頓腸道環境列為第一優先應該是很好的選擇。

多多攝取水溶性膳食纖維

水溶性膳食纖維的效用

成為能幫助身體的「好菌」的食物，幫助它們增加數量和種類。

⬇

腸道內的好菌增加後，腸子的運作就會更活潑，
除了能讓排便狀況更加順暢之外，也能抑制壞菌的增值，進而提升免疫力。

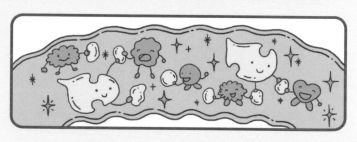

能成為好菌食物的膳食纖維，每天可攝取20～25公克

食物幾乎都會在胃部被消化，然後在小腸進行吸收，只有膳食纖維不會在過程中被吸收、一路送到大腸。膳食纖維會在大腸中成為乳酸菌和比菲德氏菌等好菌的食物，因此請大家積極地攝取。

膳食纖維可分為水溶性膳食纖維和非水溶性膳食纖維等兩種，能成為腸道細菌食物的是可溶於水的水溶性類型。水溶性類型可軟化糞便、讓排便過程更順暢。非水溶性類型會增加糞便量，讓便秘的人感受到腹脹感，所以請務必留意。膳食纖維的攝取量，大概在每天20～25公克左右。只不過這無法靠單一食材來補充，請各位要多多從不同的食材中攝取。

兩種膳食纖維的特性

○ 水溶性膳食纖維

■主要的食材

昆布　裙帶菜　鹿尾菜　和布蕪　秋葵　酪梨　山藥
大麥　燕麥　納豆　草莓　伊予柑　熟透的香蕉

■特性

黏稠的水溶性膳食纖維，能夠包裹住糖和脂肪，慢慢地帶往腸道。這樣可抑制飯後血糖值的急速上升，並且將不需要的脂肪和膽固醇排出體外。

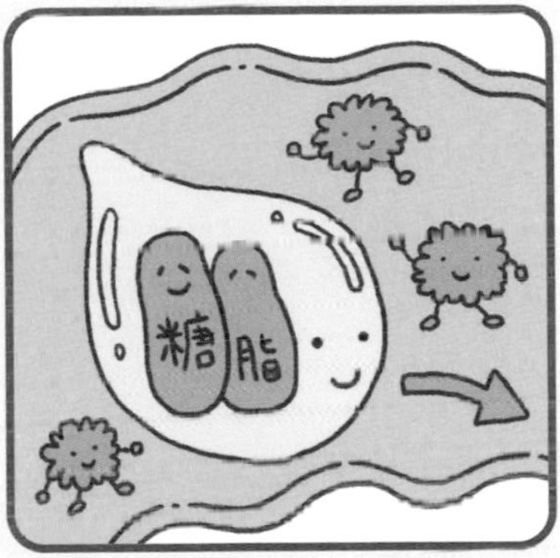

○ 非水溶性膳食纖維

■主要的食材

牛蒡　紅蘿蔔　蓮藕　南瓜　高麗菜　萵苣
菠菜　大豆　菇類　穀物

■特性

吸收腸胃中的水分後變大，增加糞便的量，並藉由刺激腸道，讓排出糞便的的蠕動運動更加活潑。擁有將腸道內的非必要物質送往體外的功用。

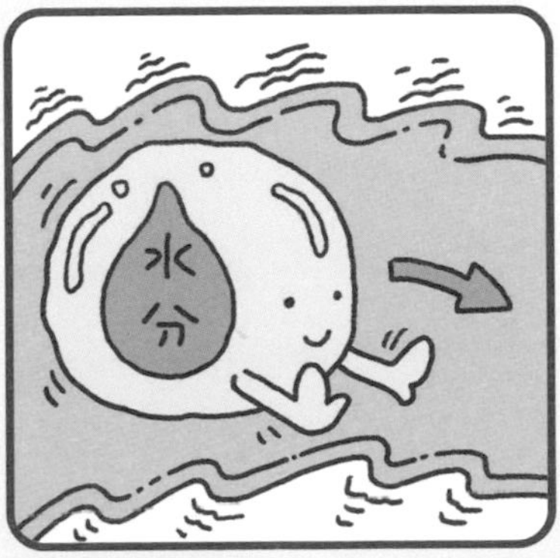

咖啡因

飲食的習慣④

有效地攝取咖啡因

如果攝取量和時機錯誤的話？

因為會讓交感神經處於優位，所以睡覺前或放鬆時段就不適合攝取。加上有利尿作用，容易導致口渴，也是口臭惡化的要因。

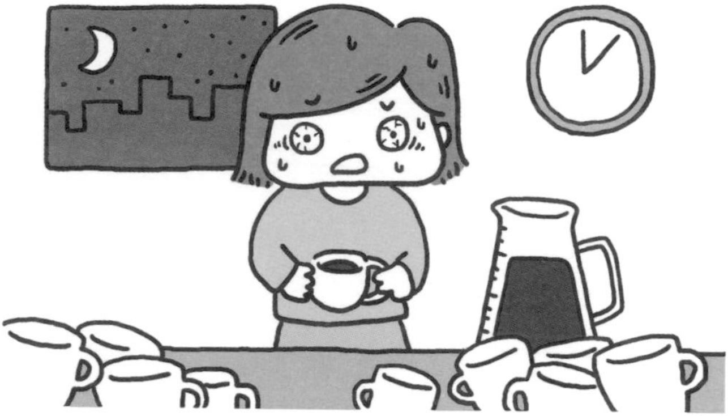

適量的攝取能擴張血管，擁有抗氧化、抗憂鬱的效果

咖啡中含有的咖啡因能振奮中樞神經，也被認為有強心的作用。攝取咖啡因能夠適度地刺激交感神經，趕走睡意、提升集中力。因為也能期待它讓氣氛一新的作用，所以工作累了就來段咖啡時間，應該能重新啟動努力工作的開關。

不光是如此，還能增進血清素和多巴胺的分泌量，具有抗憂鬱的效用。研究也證明，它讓血管擴張，帶來抗氧化等效用，對於血液循環

正確地攝取咖啡因，
能預防疾病並且安定情緒！

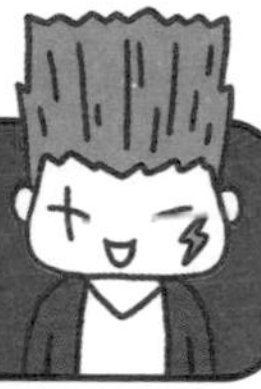

效果 1	抗憂鬱作用	增加與精神安定相關的血清素和多巴胺的分泌，讓心情平穩下來。
效果 2	預防疾病	透過血管擴張，預防流往全身或大腦的血流受阻所造成的高血脂和失智症等問題。
效果 3	改善排便	擁有促進腸子蠕動運動的效果，支撐著腸子的運作。
效果 4	提升集中力	適度刺激交感神經，開啟幹勁的開關，專注地進行活動。

有良好的影響。

攝取量大概是每天2～4杯的程度。如果想要溫暖腸胃可選擇熱咖啡，此外，為了不要攝取多餘的成分，建議飲用不加砂糖和奶精的黑咖啡。

要注意的是，過度攝取的話也可能擾亂自律神經的活動。除了可能引起頭痛、心悸、失眠、不安感等毛病，也容易貧血、或是讓口臭問題加劇，加上還有利尿作用，或許會導致脫水，對身體還是會有不當的影響。請在適當的時機適量飲用，將咖啡時間巧妙地融入自己的生活之中吧。

生活方式

運動
日常的習慣①

每天健走30分鐘到1小時

如果進行淺呼吸運動的話？

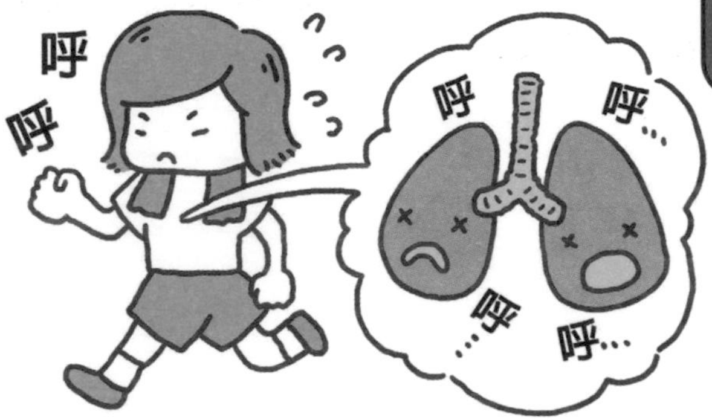

進行越激烈的運動，呼吸就會越淺，這會讓副交感神經的運作低下。淺呼吸會讓運送到末梢細胞的氧氣劇烈減少，對健康來說有反效果。

以深呼吸為基礎，邊伸展背部邊走路

正如大家所理解的，適度的運動對於維持健康來說是很重要的。在種類繁多的運動之中，如果將重點放在「維持健康」，那麼健走會是最適合的選擇。

或許會有人認為慢跑或跑步的運動量比健走還多，所以維持健康的效果更好，其實不全然正確。慢跑等運動若是跑速越快、呼吸也越急促、越淺，這會讓副交感神經的活躍度下降。一旦呼吸變淺，血流狀況也會低下。這樣一

進入體內的氧氣量增加後，就能瞬間改善體內的末梢血流狀況！

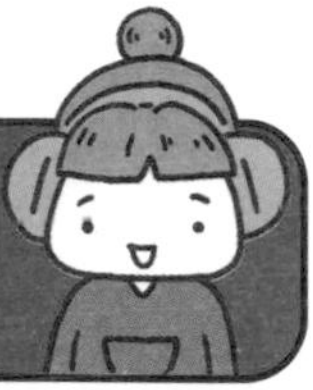

效果 1	**肩膀僵硬和腰痛的改善**	改善血流狀況，藉由放鬆肌肉來改善肌肉僵硬導致的疼痛。
效果 2	**快速入睡**	適度的疲勞感能讓人順暢地入睡，提升睡眠品質。
效果 3	**降低死亡的風險**	根據美國的研究，每天走路步數越多，罹患心血管疾病或癌症而死亡的機率就會降低。

來，氧氣和營養就無法送到身體的各個角落，導致身體的老化。

健走時，邊走邊「慢慢地伸展背部肌肉」是要點所在。步行時採取較深的呼吸法，能夠讓副交感神經維持在高活躍狀態。而且伸展背部肌肉，能夠打開呼吸道，增加進入肺部的氧氣量。接著末梢血管也會因此擴張，讓氧氣和營養能夠藉由血液循環送到每個部位的細胞，讓全身機能的運作都變好。血流狀況變好的話，就能帶來容易入睡、減輕肩膀痠痛或腰痛的效果。

請一邊伸展背部肌肉、一邊讓腳從腰骨開始慢慢地往前邁出，保持一定的節奏步行。

呼吸
日常的習慣②

讓身心都平靜下來的「1：2呼吸法」

如果太過在意呼吸法的話？

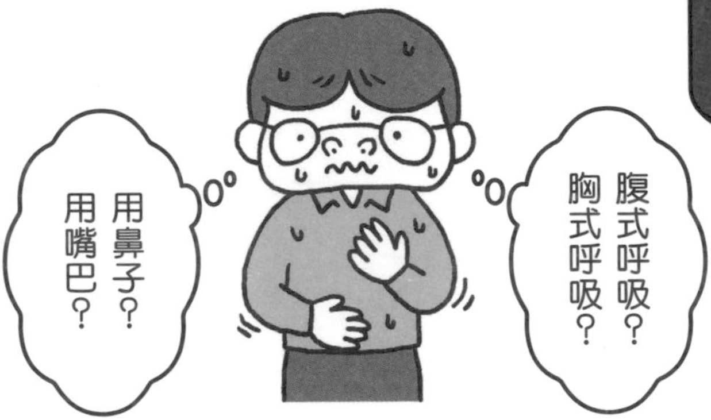

生活在高壓社會的現代人，呼吸有變淺的傾向。在這種狀態下，意識到呼吸法的瞬間就會讓身體處於緊繃狀態，所以不管怎麼深呼吸，心情都無法冷靜下來。

進行深呼吸，然後用多一倍的時間慢慢地吐出來

每個人應該都有在緊張的時候，透過深呼吸來讓自己冷靜下來的經驗吧。當人們緊張時，呼吸就會無意識地變得又快又淺，這時深呼吸的話，末梢的血流量就會增加，讓自律神經走向平衡，因而讓內心感到平靜。

心神安定後，呼吸就會變得較深也較和緩。這時會刺激副交感神經，讓血管擴張，血流因而能順利地送往末梢。血流狀況順暢，肌肉就能弛緩，讓身體感到放鬆。深呼吸之所以能讓

進行深呼吸，血流量就會增加，讓副交感神經活躍就能放鬆！

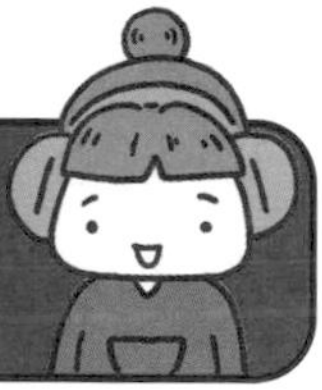

1：2 呼吸法

每天 3 分鐘左右就可以了。用深且長的呼吸來調整自律神經的平衡，導向放鬆的狀態。

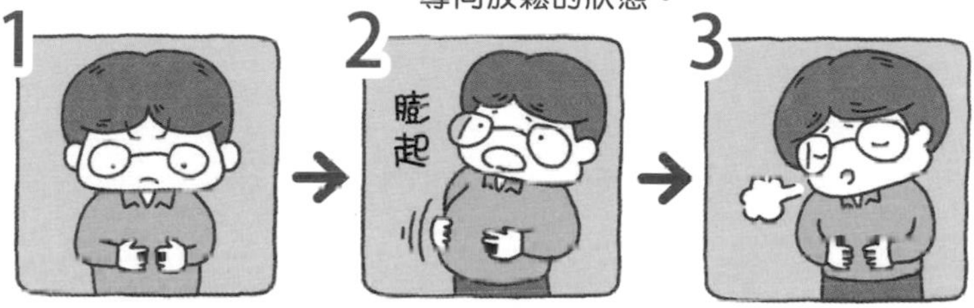

調整姿勢
將手擺在下腹部的丹田，去感覺腹部的動態。

用 3 ～ 4 秒吸氣
從鼻子深深吸進一口氣（橫膈膜擴張）。

用 6 ～ 8 秒吐氣
腹部回縮，將嘴巴噘起，慢慢地吐出長氣。

內心平靜，就是這個緣故。為了控制自律神經，呼吸是非常重要的一環。

　但如果太過在意呼吸的方法，身心都會跟著緊張起來，這樣反而可能打亂自律神經的步調。這時就推薦各位嘗試先吸氣，然後以吸氣兩倍長的時間吐氣的「1：2呼吸法」。例如花3～4秒吸氣，再用6～8秒的時間緩緩地吐出。

　在工作或家事的空檔，或是通勤途中都可以做，請持續嘗試每天3分鐘的「1：2呼吸法」吧。感到焦慮的時候、情緒低落的時候、或是覺得恐慌的時候都可以進行，相信可以在短時間內轉變為舒暢的心情。

生活方式

姿勢
日常的習慣③

覺得疲倦的時候，就伸展背部，並且朝上仰望

情緒低落、狀況變差的時候，許多人都會縮著身體向前傾。這種時候，請把頭抬起來，仰望一下上空吧。

前傾的姿勢會讓缺氧狀態持續下去

縮著身體向前傾的動作，會壓迫呼吸道、使之變狹窄，呼吸因而變淺，擾亂了自律神經的平衡。因為副交感神經的運作低下，血流也不順，身體就會陷入缺氧狀態。這也會讓你的肩頸和腰部僵硬，代謝變差，內臟也更容易出毛病，整個身體陷入不良的狀態。

如果持續前傾姿勢的話？

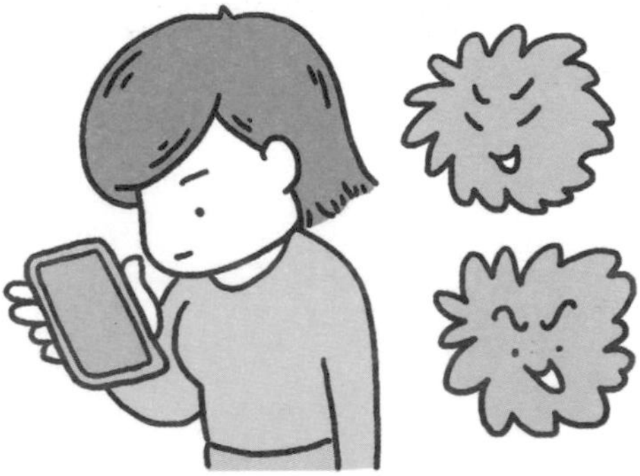

使用手機或電腦時，會長時間處於彎腰駝背的姿勢，在不知不覺間讓呼吸變淺，導致副交感神經的運作變弱。因為是缺氧狀態，不只免疫力會降低，情緒也容易低落，身體狀況更會變糟。

讓呼吸道變得暢通，就能提高副交感神經的運作！

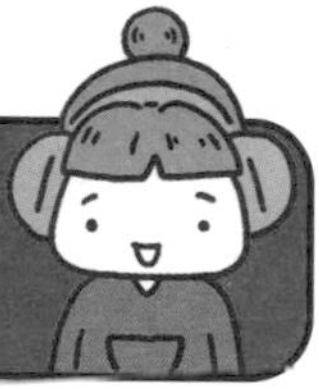

效果		
1	增加血流量	呼吸道擴張的話，進入肺部的氧氣量就會增加，氧氣和營養就能隨著血液循環送達身體的各部位。
2	改善寒涼和麻痺	血管擴張後，停滯的血流就能送達末梢處，手腳末梢的冰冷或麻木就能有所改善。
3	緩和壓力	因為副交感神經受到刺激，就能讓焦慮或煩躁的情緒恢復平靜。

將身體面朝上方仰，就會讓呼吸道變得暢通，進行比較緩和且深的呼吸。這麼做可以增加帶入體內的氧氣量，擴張末梢血管，讓氧氣和營養能夠被送到細胞的每一個角落。光是做出仰望上空的動作，就能促進副交感神經的活躍，讓自律神經的平衡維持穩定。然後，你的身體和心靈都能轉向健康的那一方。

不只是感到焦慮或情緒低落的時候，像是緊張的場合，或是準備進行不擅長的工作之前，請記得試著伸展自己的背部肌肉看看吧。把這個動作養成習慣，應該就能從壓力中解放，恢復到放鬆的狀態。

生活方式

太陽光
早晨的習慣①

早晨起床後，就沐浴陽光

切換體內的開關，讓身體進入活動模式

如果不曬太陽的話？

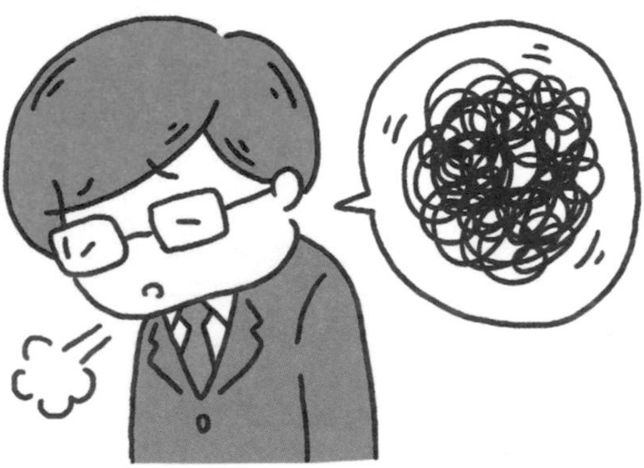

和感情、情緒控管以及精神安定相關的血清素分泌會減少，帶來集中力下滑和疲勞感、焦慮感，成為抑鬱的要因。此外，生理時鐘也會亂掉，陷入失眠等睡眠障礙的麻煩中。

為了重整生活節奏，讓自律神經的平衡轉好，擁有優質的睡眠品質是很重要的。在我們的身體內，原本就會透過生理時鐘（晝夜節律）來讓每天的新陳代謝和荷爾蒙分泌能順暢地進行。所以調整時必須留意不要讓這個生理時鐘有所偏差。

為了做到這點，太陽光就是必要的。沐浴在早晨的陽光之下，就能重整生理時鐘。所以手機的藍光可能會讓大腦判斷現在是早上，請注

重整生理時鐘，促進夜晚的睡眠，讓睡眠品質更好！

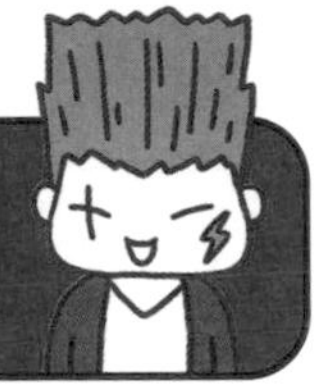

效果 1 血清素的分泌	也被稱為「清醒荷爾蒙」或「幸福荷爾蒙」，會在腦內產生幸福感，成為以爽朗的情緒積極行動的原動力。
效果 2 免疫力提升	讓皮膚沐浴在太陽光之下，可以在人體內生成提升全身免疫力的維生素 D。
效果 3 睡眠節奏的改善	越接近就寢時間，褪黑激素的分泌也會漸漸活性化，讓人可以順利入睡。如果在夜晚受到手機或房間照明等光線刺激的話，就會讓褪黑激素的分泌停止，必須留意這點。

意不要在睡前使用。睡覺的房間也請盡可能暗一些，然後在起床後拉開窗簾，讓晨光籠罩自己的全身吧。

太陽光會促使大腦神經傳導物質之一的血清素分泌，讓交感神經活躍起來。所以一覺醒來後，身體也會跟著清醒。到了下午，促進睡眠的荷爾蒙褪黑激素開始分泌，讓副交感神經處於優位。

因為褪黑激素是以血清素為材料生成的荷爾蒙，所以為了促進褪黑激素分泌的活性化，曬曬早晨的太陽，讓血清素能夠確實地產生是很重要的。

水分攝取
早晨的習慣②

先喝下一杯水，然後再好好用頓早餐

如果早上腸胃不運作的話……

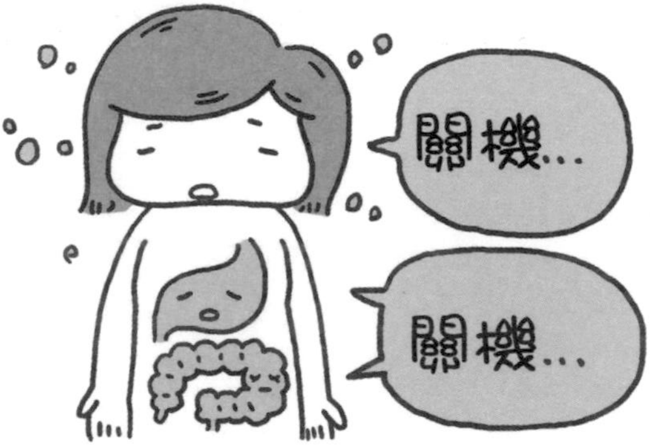

和副交感神經的運作相關的腸胃活動如果減弱，從腸子流向全身的血流量也會低下。身體就不會開啟清醒的開關，一直處在關機的狀態。

啟動「胃結腸反射」，讓腸子活潑地運作

請各位務必養成每天沐浴在晨光後，再飲用一杯水的習慣吧。除了補充在睡覺時流失的水分，誘導「胃結腸反射」的發生也是目的之一。

所謂的「胃結腸反射」，是促使腸胃蠕動運動的反應。腸胃可透過副交感神經去控制，所以讓腸胃動起來就能刺激副交感神經，提高運作效率。早上是從副交感神經優位切換到交感神經優位狀態的時間帶，因此適度地刺激副交感神經，可防止副交感神經的活躍下滑過多，

對腸胃的刺激會帶動自律神經，能藉此控制焦慮或煩躁的感受。

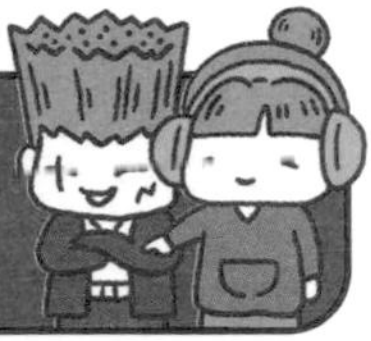

胃結腸反射

藉由攝取水分或進食，讓腸胃開始工作所產生的作用。能在早上成為讓身體清醒的開關。

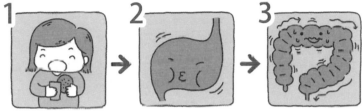

1

攝取水分並進食。

2

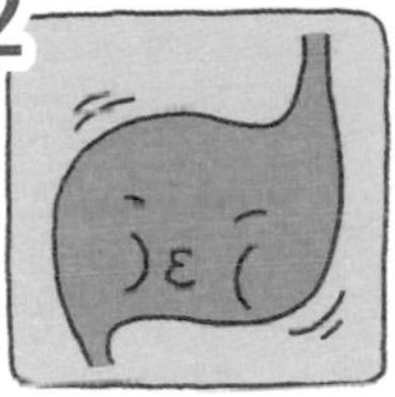

水和食物進入胃部，使其膨脹。

3

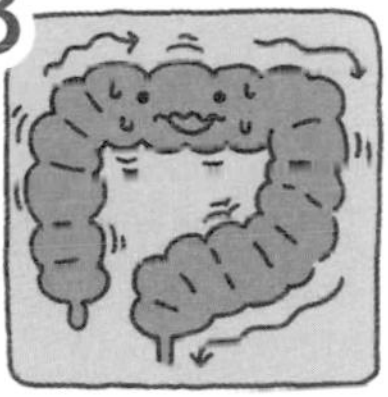

大腸開始反射性地收縮，促使排便的指令傳到腦部。

調節自律神經的平衡。

喝下水就會刺激腸胃，讓它們準備接受即將進入體內的食物。所以只要早上確實地吃頓早餐，就能調整生理時鐘的步調。比起吃飽，大概6～7分飽左右的分量對腸胃的負擔會比較小，也能好好地啟動生理時鐘的開關。建議大家享用一頓好的早餐，然後邊喝茶邊悠哉度過20～30分鐘左右的時光。如果慌慌張張地吞嚥，然後急急忙忙地開始活動，交感神經運作就會急速提升，自律神經的平衡也會因此被破壞，讓一天的開始無法順暢地展開。

在床鋪上能做的 早晨 伸展運動

早上醒來後立刻來段伸展操，
可以發揮讓身體從休眠模式
切換成活動模式的啟動開關功效。
只不過，剛清醒的時候，身體還處在半睡眠狀態，
所以馬上爬起來就會擾亂自律神經的步調。
這裡就介紹推薦在早晨的床上躺著做、
非常簡單的伸展運動！

①拉伸全身的伸展運動

改善血流狀況的效果很大！因為「握拳」動作能提振交感神經的運作，所以可以在一整天內讓你維持幹勁和集中力！

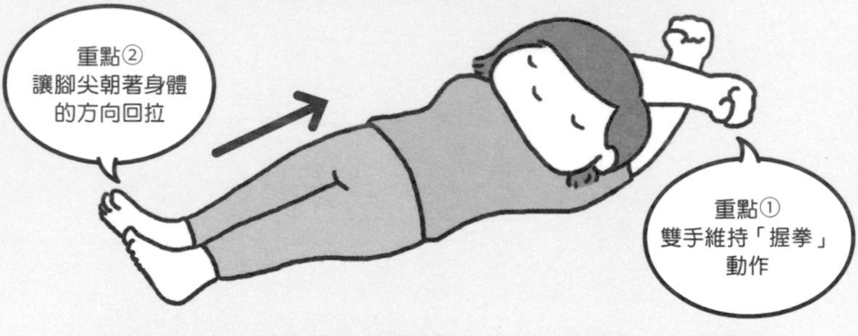
重點②
讓腳尖朝著身體的方向回拉
重點①
雙手維持「握拳」動作

呈仰臥姿勢，將兩手伸往頭部的上方，手腕交叉、雙手握拳。維持這個姿勢，一邊吸氣、一邊拉伸全身。雙腳要像是從腳跟開始往回拉動的感覺，確實把腳尖立起。緩緩地呼吸 1 分鐘後再重新進行。

○應用篇　夜晚的全身伸展

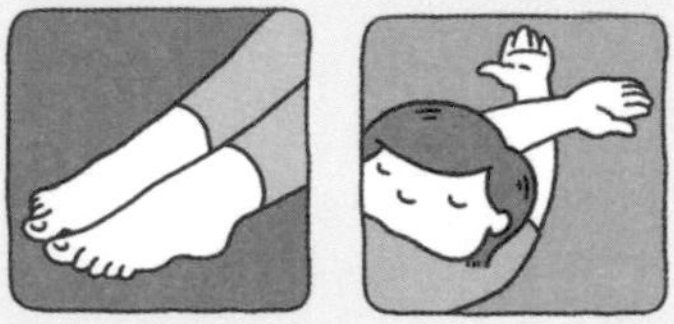

入夜後要用雙手攤開的「布」手勢提振副交感神經。請注意雙腳要併攏，並且往前伸展。

②搖擺運動

鍛鍊體幹，改善姿勢！增加活動量，代謝能力也會提高。能有效打造不容易發胖的體質。

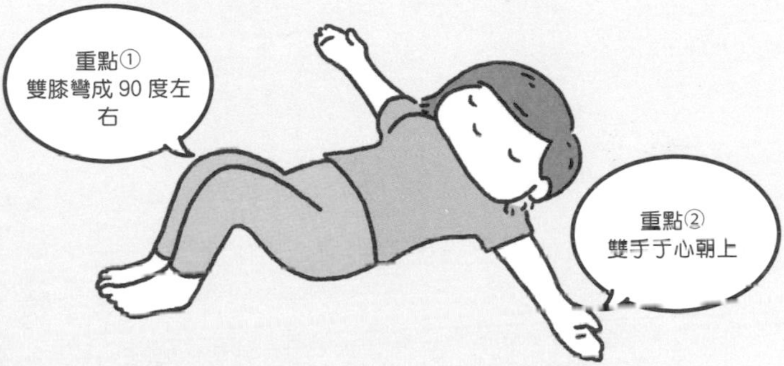
重點①
雙膝彎成 90 度左右
重點②
雙手于心朝上

1. 呈仰臥姿勢，雙膝立起。兩隻手的手心都朝上。橫擺在身體兩側，腹部放鬆，不要繃緊。

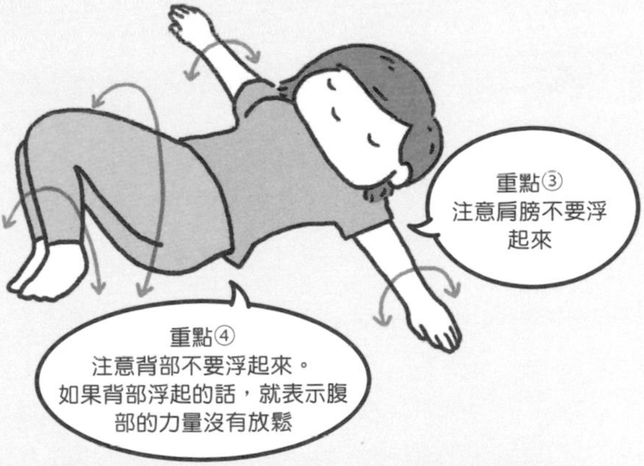
重點③
注意肩膀不要浮起來
重點④
注意背部不要浮起來。
如果背部浮起的話，就表示腹部的力量沒有放鬆

2. 一邊吐氣、一邊讓雙膝慢慢地往右側倒，雙手掌心同時翻面朝下。接著一邊吸氣、一邊緩緩地立起雙膝，雙手也回到掌心朝上的姿勢。之後另一邊也進行同樣的流程，然後左右交互，在和緩的呼吸下重複進行 1 ～ 2 分鐘的動作。

生活方式

走路
早晨的習慣③

早上的移動，請放慢你的步調

如果早上的時間不寬裕的話……

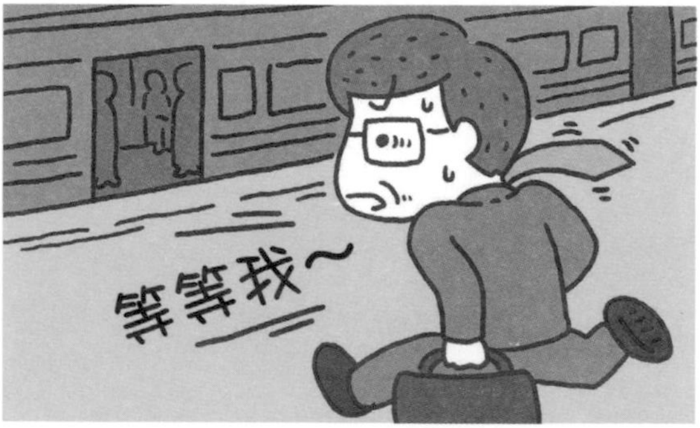

會急急忙忙地做了很多無意義的動作，結果陷入東西忘了，也沒趕上電車的窘境。焦慮感會讓交感神經的活躍一口氣上升，讓人從大清早就很煩躁，當天的表現也會顯著地下滑。

日光浴和有韻律感的運動，能讓血清素增加

早上沐浴在太陽光之下，可讓神經傳導物質之一的血清素分泌，提振交感神經，至於能讓這個效果更加顯著的，就是早上的步行時段。大家也可在通勤的過程中導入這樣的走路方式。提早30分鐘出門，搭上早一班的電車，在「家裡到車站」、「轉車的時候」、「車站到公司」、「在前一站下車後到公司」等多個時間帶之間放慢自己的步伐。

放慢腳步可以讓呼吸較深，這也和調整自律

如果早上能從容不迫地放慢腳步，就能讓這一天有個舒適的開始！

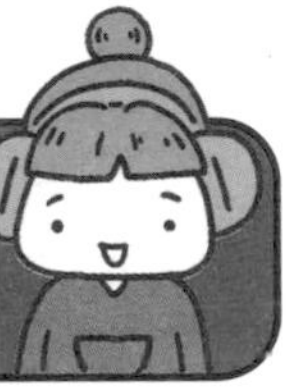

放緩＋韻律感的重點

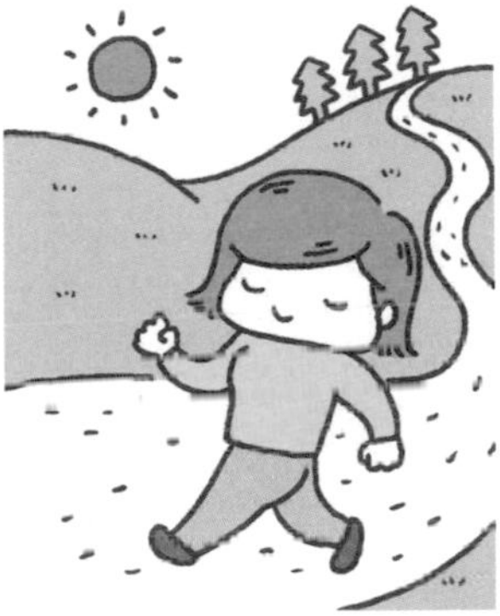

1. 停止擔心和煩惱

走路的時候想想快樂的事情，避免工作等會產生壓力的要因。

2. 感受自然的「變化」

抬頭仰望天空，將注意力集中在陽光、風、風景之上，增加血清素的分泌。

神經有所關連（參考P.66）。此外，步行時用一定節奏進行有韻律感的走路運動，能讓肌肉反覆進行緊繃和弛緩，血清素就更容易生成。因此，通勤過程中的步行，可以說是能夠從日光浴和韻律感運動兩方面促成血清素產生的運動。

血清素分泌後，到了下午就會轉化成大量的褪黑激素，調節睡眠的品質（參考P.72）。另外，如果通勤時又慌張又焦慮，自律神經會因此紛亂，這樣一來只會讓身心狀態變差而已。包含吃早餐和準備的時間在內，讓早晨的時光保有餘裕是很重要的。

讓早上不要慌亂的訣竅

用「玄關備忘錄」避免忘東忘西

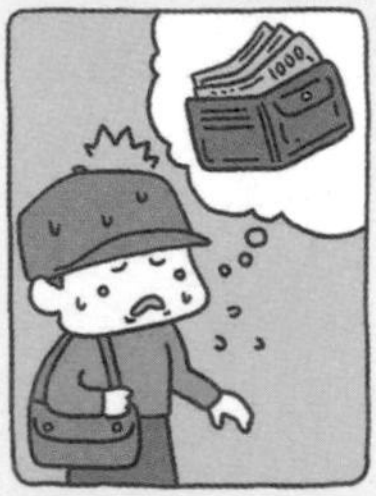

玄關沒有備忘錄……

匆匆忙忙地跑出家門，結果忘了東西，還被捲入意外，內心從大清早就萌生焦躁和不安。

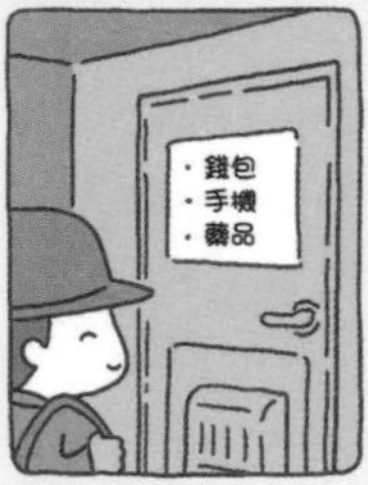

玄關有備忘錄……

在開門之前先做個深呼吸，讓自己用放鬆、心有餘裕的心情踏出家門。

不要讓調整好的自律神經亂掉，外出前的例行程序

玄關是家裡和外面的切換點，要從內側踏向外頭的世界時，身體會下意識地緊張，讓自己的動作不由自主地加快，讓原本在早晨調整好的自律神經運作亂掉。這時請在玄關貼張備忘錄，讓自己有個喘息的時間。除了提醒要帶的東西外，也可寫下「做個深呼吸」、「放慢腳步」等提醒。用從容不迫的心情打開門踏向外頭，這樣就不會破壞早晨打好的基礎。

另外，為了在碰上忘記東西或電車誤點等突發狀況時也不會慌亂，平時先確保有30分鐘左右的彈性時間再行動，對於自律神經的平衡就能帶來很大的幫助喔。

讓早上不要焦慮的訣竅

不要一直盯著手機看

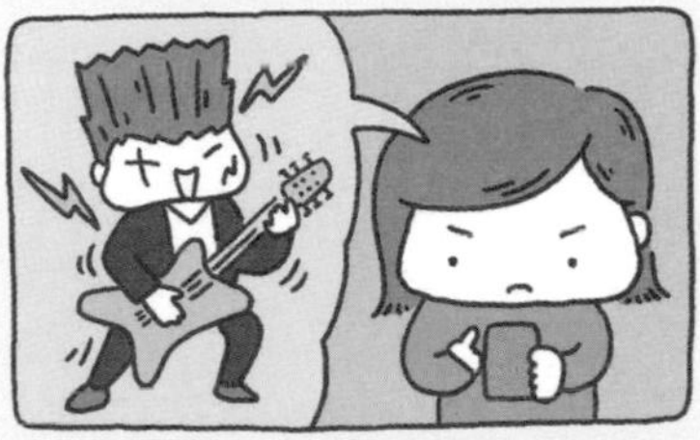

持續盯著螢幕……

相對於副交感神經，交感神經過度運作，讓人處在興奮的狀態。

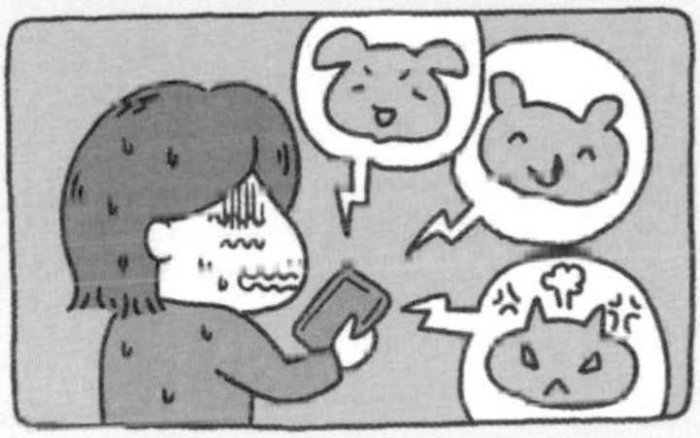

持續盯著 SNS……

一直看到煽動不安的情報或他人單純只是想滿足自我表現欲的發布內容，情緒也容易陷入疲憊。

早上使用手機請注意！要避免壓力的累積

希望大家盡可能不要在早上起床後立刻、或是在通勤過程中使用手機。從螢幕散出的藍光會提振交感神經的活躍是一個原因。此外，在SNS上看太多別人的炫耀文、獲得過多的情報，和自律神經的失調是有所關聯的。而且假使自己寫的東西沒有得到預期的評價、甚至還被批判的話，壓力就會因此產生了。

雖然手機有很多的好處，但同時也是蓄積焦慮感的要因。早上開始看手機後，「現在要開始工作了！」這種思維就會讓交感神經處於優位，使人喪失穩定的心緒。

時間管理
白天的習慣①

讓早上成為「決勝的時間」

活用良好狀態 度過高品質的時間

中午前是工作的黃金時段。在8～9小時的工作時間內，要持續維持同樣良好的狀態是很困難的，所以要配合自己的身體狀況去分配工作內容，更有效率地運用時間。

這種情況下，早上會是自律神經的平衡已調整的時間帶，所以推薦優先進行要動腦思考的工作。此外，因為也是多巴胺大量分泌的時段，掌管記憶和認知作用的中樞神經被強化，讓大腦運作更加活潑。腎上腺素的分泌較多，

中午前的信件確認

從一早就被各種信件回覆追著跑的社會人士應該壓倒性地多吧。然而，在集中力和發想力都很豐沛的早上時段進行這樣的作業，實在太浪費了。信件回覆請以必須立刻回信、應對的為主，其他的就留到下午再來處理。

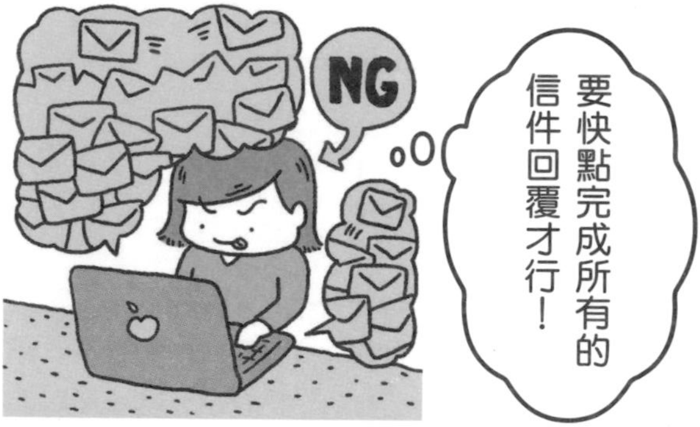

自律神經平衡度良好的時間帶，大腦的效率也會提高！

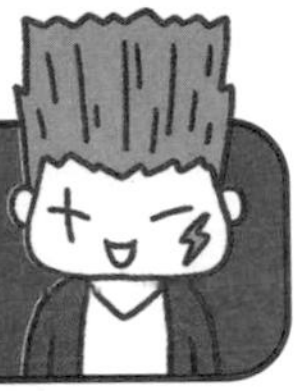

效果 1	發想力的提升	大腦最為活性化的早上時段，進行企劃書或提案書的製作、構想點子等工作是最好的選擇。
效果 2	集中力的提升	早上時的腎上腺素分泌較高，容易進入幹勁十足的狀態。能在高度集中力下完成品質較好的工作內容。
效果 3	記憶力的提升	多巴胺會大量分泌，強化執掌記憶和認知作用的中樞神經，讓大腦的錢能有所提升。

讓集中力有所提升的時間也是中午前。

所以各位在中午前請將發想創意或創造性的工作列為最優先吧。另外，比較重要的會議也是最適合在早上進行。因此先進行事前準備，將接下來要做的事情的重要度和急迫性加以整理，是很重要的動作。也就是說，下午要完結早上應該完成的事情，然後進行信件確認等事務性的工作，而這段時間也要用來進行隔天工作的準備。

像這樣區分時間運用，將提高作業效率的流程活用在職場和家事之中，就能防止自律神經的步調被擾亂。

生活方式

時間管理
白天的習慣②

午餐後的兩小時請專注在放鬆這件事

如果勉強自己專注的話……

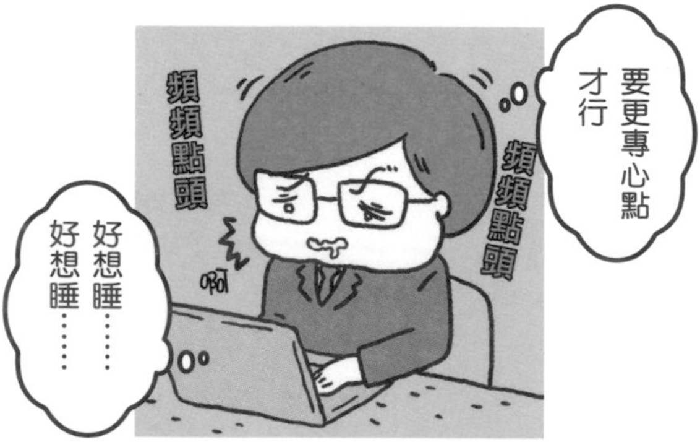
要更專心點才行
頻頻點頭
頻頻點頭
好想睡……好想睡……

想要抵抗身體集中在「休息」這件事的作用是無謂的抗拒。這反倒會成為壓力，變成擾亂自律神經的要因，讓集中力下滑。在這個時間帶，請在不要安排重要預定的情況下訂立工作計畫吧。

讓身體專注在消化活動，也讓大腦進入休息模式

獅子等動物在享用完獵物後會倒頭就睡。人類也好、動物也好，在進食後都會將身體機能用於消化剛剛吃的東西。基於這個原因，西班牙人吃完午餐後，習慣上會有段名為「siesta」的午睡時段。

用餐後，副交感神經會處於優位，所以一般認為午餐後的兩小時內是無論做家事還是做工作都很「non-function」（沒效率）的時間。即使勉強自己「有效率地作業」或「提高集中力」

用餐後，身體交由副交感神經的運作負責，度過一段悠閒的時間！

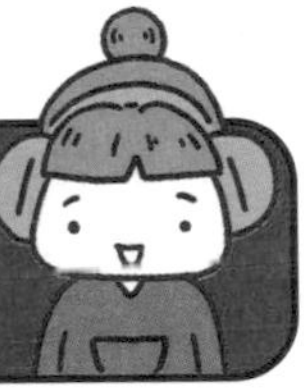

妥善運用午後時間的重點

1. 與人交談

人只要和他人對話就能提振交感神經，打開活動的開關。所以重要性較低的會議也可以安排在這個時間。

2. 安排外出的計畫

「走路」與「和不常碰到的人見面」能夠刺激交感神經，趕走瞌睡蟲，提高集中力。

3. 進行機械式的作業

可安排信件確認，或是資料和名片的整理、整理工作環境等對大腦負擔較輕的工作。

都會徒勞無功，也是人體的構造所致。如果太想做點什麼，最後只會形成壓力，讓自律神經的平衡因此紛亂。

舉例來說，如果在公司工作時希望妥善利用午餐後的兩小時，推薦安排會議或協商。光是和別人說話，就可以振奮交感神經，讓身體開啟活動的開關。另外也推薦安排外出、和合作夥伴進行洽談等預定。到外頭去讓身體活動一下，和不常碰到的人見面，就會接收到刺激、提高交感神經的運作。其他像是確認信件、整理資料、收拾環境等日常工作也很有效果。

時間管理 白天的習慣③

將時間劃分成區塊來思考

如果忘記休息、持續努力的話……

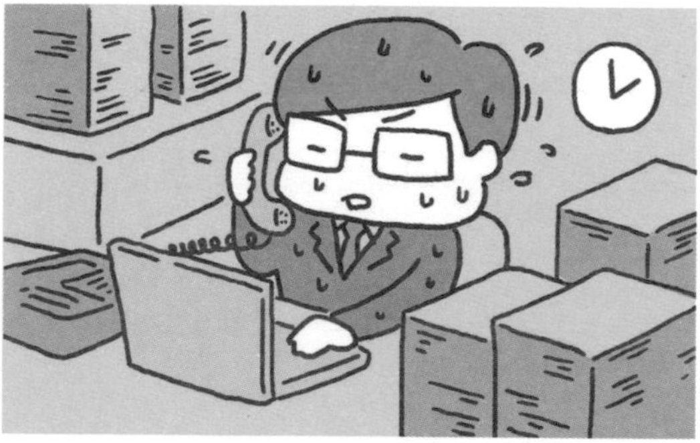

集中力超過臨界點，依然想著「在這個工作結束前就繼續努力」，結果在途中就喘不過氣來，最後工作效益也降低了。維持同樣的姿勢久坐，全身的血液循環就會變差，也是肩膀僵硬、腰痛的原因。

將時間細分化，調整狀況

無論是誰，都沒有辦法長時間維持集中力。據說人們能維持集中力的時間大概以90分鐘為極限。在缺乏專注的情況下，無論做什麼都不會有效率，而且還容易出現失誤。這時最重要的，就是「休息」。這不僅能消除疲憊，對於自律神經和身體狀況的重整也是很有必要的。

舉例來說，為了有效率地進行工作，將集中精神的時間區分出45分鐘，之後的15分鐘就用來休息。這15分鐘可以輕鬆地喝點茶、稍微活

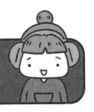

將「集中＋休息」搭配在一起，藉由切換開關來讓身心狀況一新！

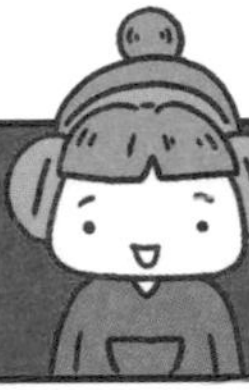

有效率地度過休息時間的重點

集中	休憩	集中	休憩	集中	休憩

一個區塊是 60 分鐘，是集中 45 分鐘＋休息 15 分鐘的組合。

1. 活動身體

上下樓梯、做伸展運動（參考 P.88）來重整身心！

2. 飲用飲料

藉由喝水來調節自律神經是很重要的（參考 P.54）。

3. 準備下一個區塊

休息時間還有餘裕的話，可開始進行能讓下一個行動更順暢的準備。

動筋骨、洗把臉，就能讓自己煥然一新。如果還有時間的話，為下一個45分鐘的規劃來做準備也是很不錯的。這麼一來，就能將早上的3～4小時以45＋15分鐘來分出3～4個區塊。然後請試著思考在這個區塊中應該選擇什麼工作、用什麼樣的方式去配置。

並非只有工作，家事和學習的情況也是一樣的。還有，下雨的時候身體狀況也容易不佳，讓體內的開關不易開啟，集中力也會變得散漫。所以下雨天或疲勞的日子，就轉變為縮短專注的時間、以休養為主的節奏吧。

在零碎時間能做的 午後 伸展運動

午後的伸展運動，可以消除早上所產生的疲勞，
對於調節自律神經方面也有很大的效果。
一直持續用相同姿勢處理家事或工作的人，
請務必要在日常生活中做看看，安排一段身心重整時間。
若是沒有時間的話，隨意選擇其中之一來做也是沒問題的。
最重要的，就是讓身體的狀況能夠重整。

①往身體兩側伸展的運動

能夠放鬆腹部周遭緊繃的肌肉，也能促進腸子的蠕動運動！
讓血流狀況變好，心情也能變得更清爽！

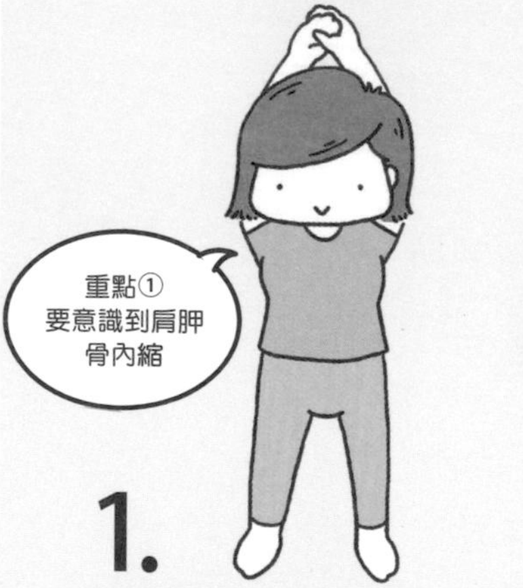
重點①
要意識到肩胛
骨內縮

1.

將雙腳張開到與肩同寬，兩手向上舉高、以左手抓住右手。就這樣一邊吸氣、一邊將手往上拉伸。

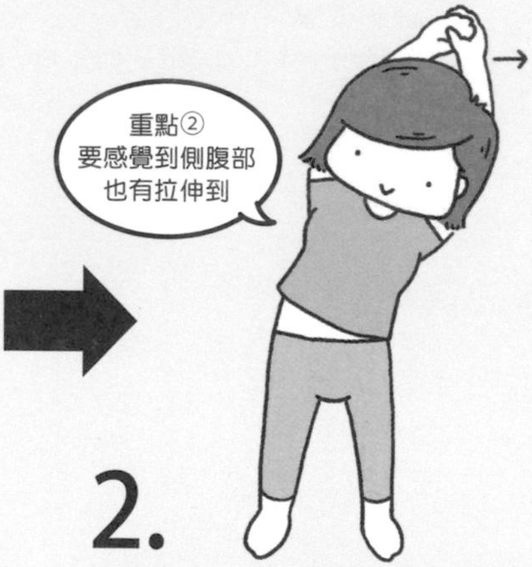
重點②
要感覺到側腹部
也有拉伸到

2.

一邊吐氣、一邊讓上半身往左邊倒，就這樣正常呼吸數個循環。接著在吸氣的同時，讓上半身回到起始的姿勢。接著交換抓手的方式，往另一側進行相同的動作。

②伸展上半身的運動

從腹部到體側、肩膀、上臂、肩胛骨等上半身大範圍的肌肉都要放鬆，促進血液循環，手腳冰冷也會有所改善！

重點①
將雙手舉到與肩同高

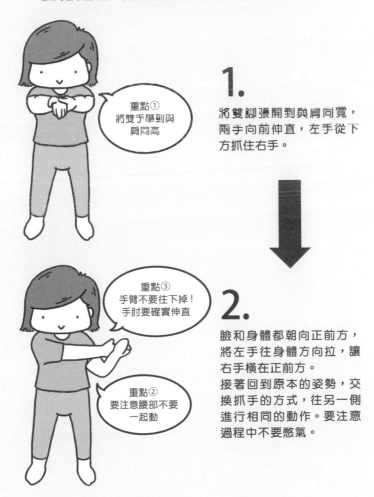

1.

將雙腳張開到與肩同寬，兩手向前伸直，左手從下方抓住右手。

重點③
手臂不要往下掉！手肘要確實伸直
重點②
要注意腰部不要一起動

2.

臉和身體都朝向正前方，將左手往身體方向拉，讓右手橫在正前方。
接著回到原本的姿勢，交換抓手的方式，往另一側進行相同的動作。要注意過程中不要憋氣。

③放鬆肩胛骨的伸展運動

放鬆因日積月累的壓力而變得僵硬的肩胛骨一帶，
改善肩膀僵硬！也有消除背部鬆弛贅肉的效果。

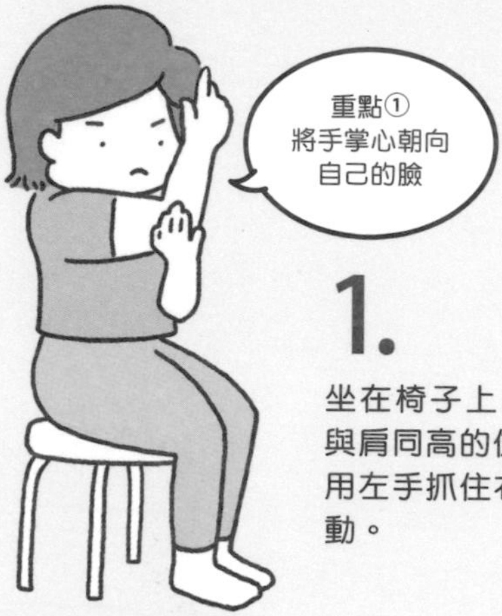

1.

坐在椅子上，右手肘彎成 90 度，舉到與肩同高的位置。
用左手抓住右手手肘，固定住、不要晃動。

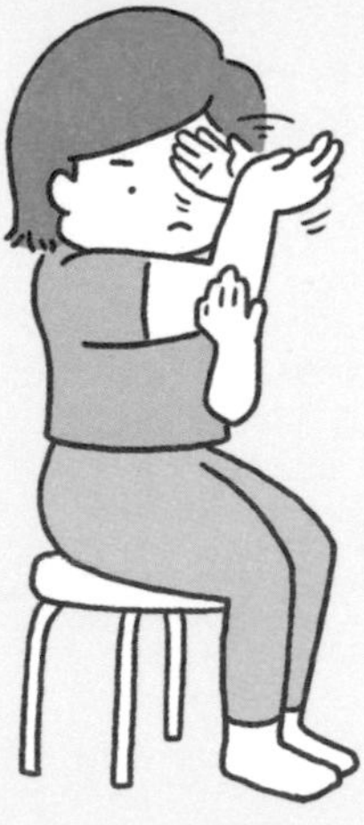

2.

彎曲的這隻手旋轉手腕 10 次左右。接著換手，另一側也進行相同的動作

○ 旋轉手腕的效果

手腕和肩膀有筋膜連接，所以光是動動手腕就能讓手臂和肩膀的肌肉血液循環變好，緩解肩頸部位的僵硬。使用手機的時間太長也會讓手腕處於固定姿勢，導致動起來卡卡的，所以請把時常活動手腕這件事當成習慣吧。

④放鬆髖關節的伸展運動

下半身的血流狀況會變好，淋巴的流動也會改善。
對於浮腫和寒涼等問題也有效用！

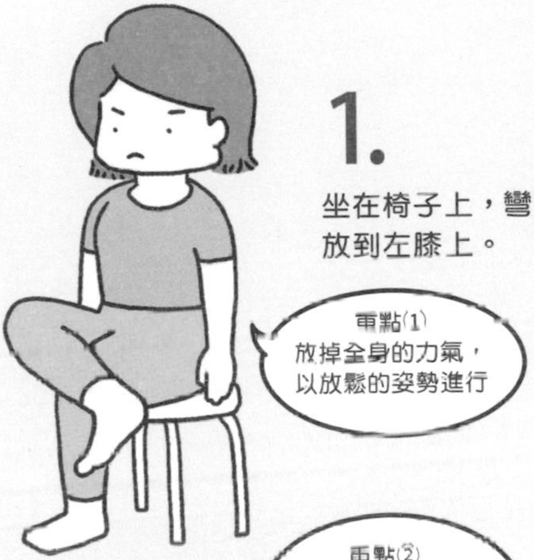
重點①
放掉全身的力氣，
以放鬆的姿勢進行

1.

坐在椅子上，彎起右膝，把右腳抬起放到左膝上。

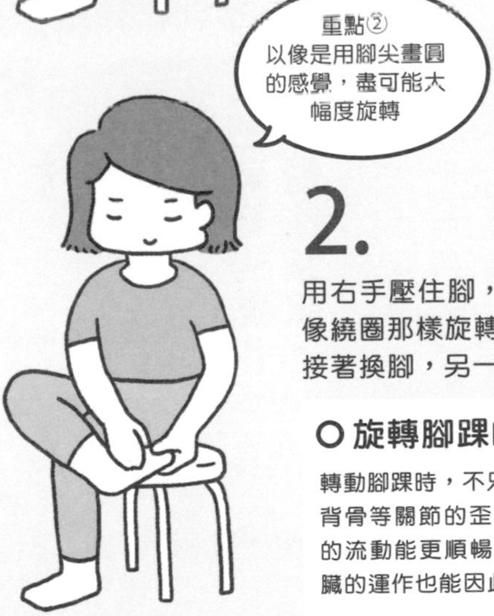
重點②
以像是用腳尖畫圓
的感覺，盡可能大
幅度旋轉

2.

用右手壓住腳，再用左手抓住腳趾頭，像繞圈那樣旋轉腳踝。
接著換腳，另一側也進行相同的動作。

○旋轉腳踝的效果

轉動腳踝時，不只有髖關節，膝關節、骨盆、背骨等關節的歪斜也會調整，讓血液和淋巴的流動能更順暢。促進老廢物質的排出，內臟的運作也能因此變好，代謝能力也會提高。

飲食
夜晚的習慣①

晚餐要在就寢的3小時前吃完

如果很晚了還吃很多的話……

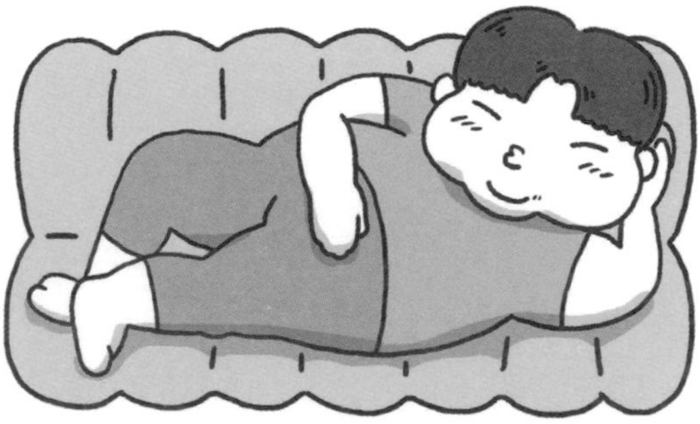

若是你在吃完後就要去睡的時間點「暴食」的話，沒有被消耗的能量就會在體內轉為脂肪儲存。此外，睡覺時控制腸胃的副交感神經運作較弱，所以無法好好地進行消化吸收，容易養成代謝能力差的易胖體質。

副交感神經的運作從消化轉往睡眠

「晚餐後立刻睡覺的話並不是好事」，這個論點經常被人提起。食物是在胃部被消化，然後進入小腸吸收養分。在胃裡面消化所需要的時間，固態物約是3小時、最長要5小時左右。由此可知，晚餐後到就寢前最少也必須要空出3小時才行。

只不過，這不只是消化的問題而已。在睡前吃東西的話，會擾亂自律神經，讓人變得不易入睡。進食時，咀嚼食物並吞嚥下去的動作，

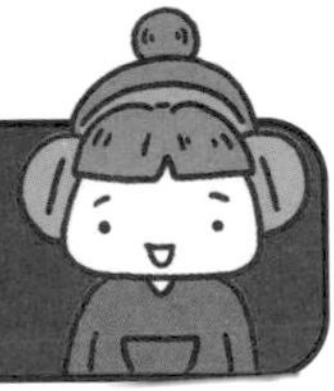

為了將機能轉往舒適的睡眠，請讓副交感神經專注在消化吸收！

最適合晚餐的飲食重點

1. 避免醣類的過量攝取

為了讓急速上升的血糖下降，自律神經就會開始工作，但因為會讓血糖快速下降，這對身體而言是很大的負擔。

2. 避開肉類

含有較多蛋白質的肉類在消化吸收時需要比較長的時間。所以請選擇對消化負擔較輕、對身體溫和，以溫熱蔬菜為中心的食物。

3. 避開咖啡因

請避免攝取會刺激交感神經，阻礙消化吸收和睡眠的咖啡因。晚上飲用香草茶或白開水會比較好。

以及因為進食而產生的身體動態，會讓交感神經的運作處於優位，副交感神經也因為要進行消化，所以不得不動起來。睡覺時讓副交感神經處在優位，進入放鬆的狀態是有其必要性的，所以這種情況下等於是完全打亂運作。

如果是不得不在比較晚的時間用餐的場合，請避開消化時間較長的肉類，選用容易消化的食物吧。此外，醣類的過剩攝取也會讓血糖急速上升，所以副交感神經得要刺激胰臟分泌胰島素，讓血糖降下來。因為會對副交感神經造成負擔，所以請控制醣類飲食的攝取。

請不要忘記要像讓副交感神經處於優位那樣，放慢用餐的步調（參考P.56）。

生活方式

入浴
夜晚的習慣②

在「溫熱的」水中悠閒地泡澡

在39～40度的熱水中
全身泡5分鐘、半身10分鐘為佳

為了消除一天的疲勞並調整身體的狀態，不要只有淋浴，悠閒地泡泡澡也是不可欠缺的。副交感神經處於優位，為了讓自律神經安定，請先將溫熱的水淋在離心臟較遠的部位，使身體習慣，然後進到溫熱的水中泡5分鐘左右，要浸到肩膀處。在那之後，換成泡到心窩處的半身浴約10分鐘。如果泡澡時間太長，會提振交感神經，讓已經放鬆的身體再次興奮起來，所以必須留意。

如果沒有正確泡澡的話？

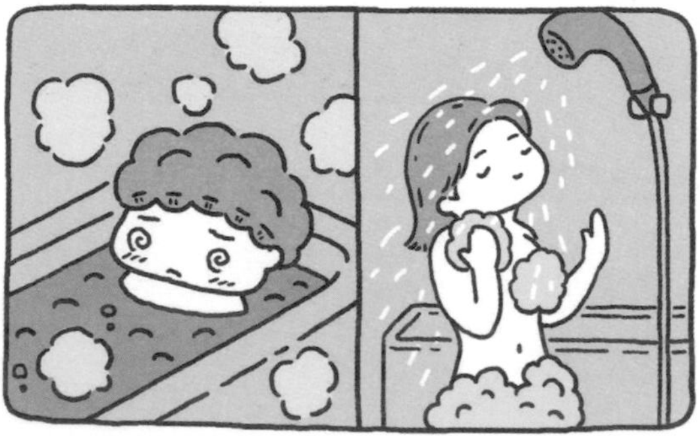

若是泡進42度以上的熱水，出汗和高溫的刺激會讓血管收縮，在人們從浴缸中起身的時候血流會低下、心跳和血壓則是上升，高血壓和腦中風的風險也跟著提高。另外如果只有淋浴，因為身體沒有全面被溫熱，導致代謝能力低下，體內容易累積老廢物質和疲憊感，也會成為體質寒涼的原因。

藉由讓體溫不會劇烈上升的入浴法，順暢地交棒給副交感神經！

提升睡眠品質的入浴方法重點

最初的 5 分鐘泡到肩膀處

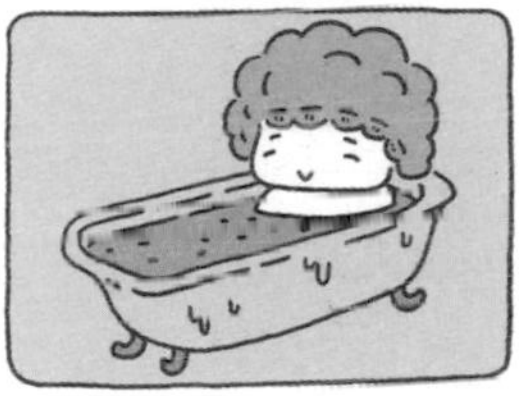

之後是泡到心窩處的 10 分鐘半身浴

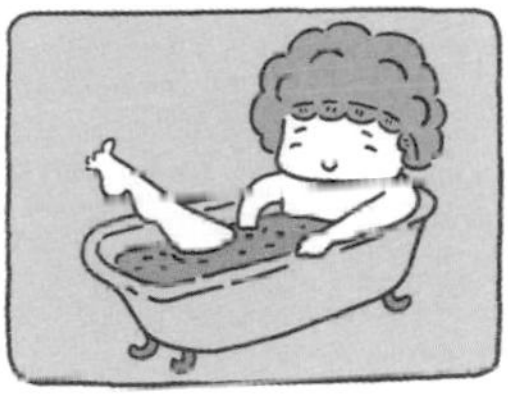

39 度的熱水就泡 15 分鐘左右。如果泡澡的時間太長，就會帶來讓進入放鬆模式的身體再次興奮起來的反效果。在睡覺的兩小時前完成沐浴，就能在上升的體溫轉為下降的同時順暢地導入睡眠。

熱水的溫度約在39～40度，太熱的水會使體溫急遽上升，對身體有害。被稱為深部體溫的體內溫度，浸泡10分鐘42度的熱水就會迅速升高，出汗的方式也比較劇烈，可能引發脫水症狀，讓血液流動變得濃稠。相對來說，浸泡39度的溫熱水10分鐘，體溫會緩緩上升，血液還是能順暢流動。高齡者倒臥在自家浴室裡的狀況，大多是因為熱水所造成的脫水症狀，血液變得濃稠，引發了腦梗塞等問題。

即使你不是高齡者，也還是有一定的風險，所以「浸泡溫熱的水15分鐘」，洗完後喝杯水補充水分，就能讓血液的流動狀態變好。

生活方式

睡眠
夜晚的習慣③

就寢前的1小時要進行「睡覺的準備」

如果在被窩中還在看手機的話……

被帶有興奮作用的藍光刺激，是擾亂生理時鐘的原因之一。而褪黑激素這個睡眠荷爾蒙的分泌也會停止，增加了失眠等睡眠障礙的風險。

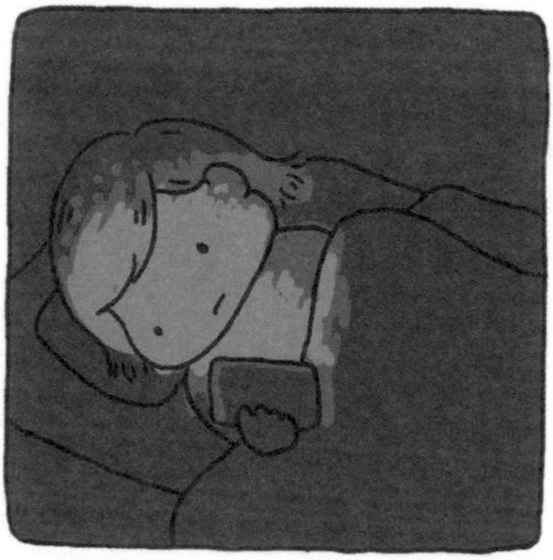

這點 NG

睡前請勿飲用酒或咖啡等含有咖啡因的飲品！

留意電視和手機！避免讓神經興奮的行動

如果想要提高睡眠的品質，整頓身體的狀況就是一個重要的要素。自律神經在一天之內會有所變化，夜晚交感神經的運作減弱、副交感神經活躍，讓身體轉為休息模式，接著慢慢地進入睡眠狀態。

然而，如果在副交感神經優位的時間帶一直刺激交感神經，就會讓血管收縮，而身體也會處在亢奮狀態。這會導致即使躺下了，但翻來覆去，腦袋卻還是很清醒、無法入睡，形成淺

藉由遮斷對交感神經的刺激，提升睡眠的品質，讓隔天早上神清氣爽！

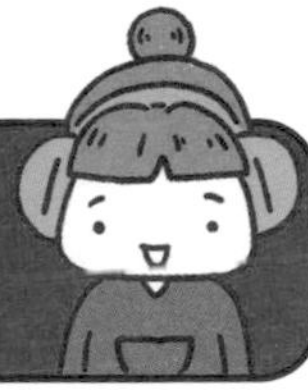

度過就寢前時段的重點

1. 決定隔天要穿的衣服

在睡覺之前準備隔天要穿的衣服和包包，可以預先排除隔天早上兵荒馬亂的麻煩，安心地入睡。

2. 進行房間的整理

讓氣氛煥然一新的環境整理，對於自律神經的調節也是有效果的。但是做得太過頭會有反效果，所以請設定「每個地方約 20 分鐘」之類的標準來進行吧。

3. 做輕度的伸展運動

進行放鬆僵硬緊繃的肌肉、讓身心都能感到暢快的輕度伸展運動（參考P.98）。因為激烈運動會讓身體太過亢奮，帶來反效果，務必注意！

眠的狀態。接下來，就會在錯失副交感神經活躍時間的情況下迎接早晨的到來，雖然有睡覺，卻無法消除疲勞。為了扭轉這樣的日常生活，就有必要改變我們睡覺前的習慣。

為了做到這一點，我們就必須讓副交感神經在夜晚的運作活躍，以便獲得充足且優質的睡眠。在睡前的1小時內，請不要接觸會讓精神亢奮的東西。像是觀賞令情緒大為起伏的電影或電視劇、講長時間的電話，而且還是一些負面話題……這類情況都應該避免。還有就是強光照明、激烈的運動也都是該留意的部分。這些東西都會降低副交感神經的運作，提振交感神經。至少，我們應該要讓睡覺前的30分鐘成為輕鬆悠閒的時段。

能提升睡眠品質的

夜晚 伸展運動

這裡要介紹的是「cell exercise」這個能將血液送往
全身細胞（cell）的伸展運動。
可以緩解僵硬緊繃的肌肉，消除當天所累積的疲勞。
因為會讓副交感神經的運作活性化，
入夜後就會使身體進入放鬆模式，舒適地被引導入睡。
到了早上，經過休息的體幹部位就會甦醒過來。

合掌伸展運動

從體幹部位到指尖的肌肉都有所連動，
充分伸展整個身體，促進血液循環！

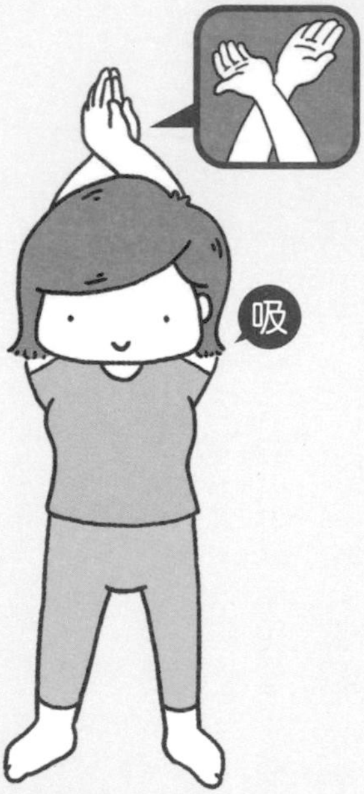

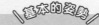

如果覺得雙手掌心貼合很困難，也可以改成雙手手腕交錯。

基本的姿勢

- 將雙腳張開到與肩同寬
- 雙手上舉、手腕交錯，將雙手的掌心貼合
- 雙手手肘往上拉伸、肩胛骨內縮
- 讓整個身體宛如一根棒子那樣

1. 將身體往上拉伸

一邊吸氣、一邊從起始姿勢將雙臂盡可能往上拉伸。

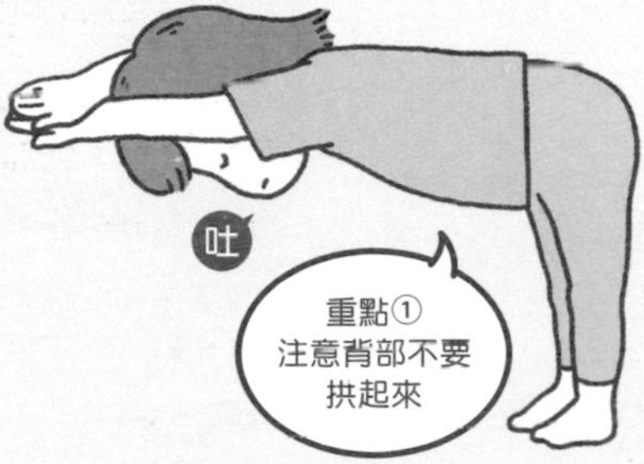
吐
重點①
注意背部不要
拱起來

2. 上半身向前傾

讓腹部使力，一邊吐氣、一邊將上半身慢慢地往前傾。腰部擺到 90 度後，一邊吸氣、然後慢慢地回到原本的姿勢。

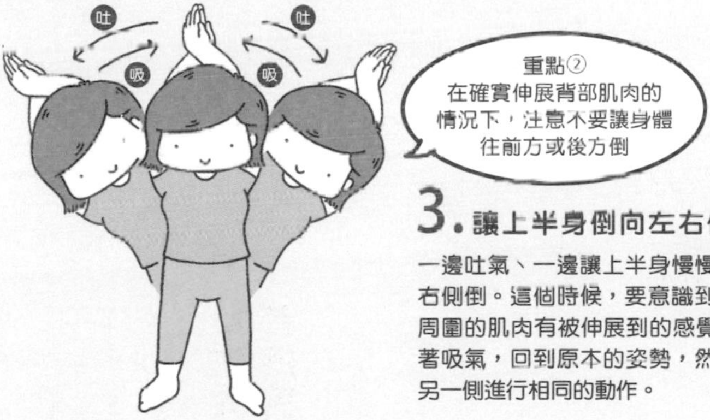
吐
吐
吸
吸
重點②
在確實伸展背部肌肉的
情況下，注意不要讓身體
往前方或後方倒

3. 讓上半身倒向左右側

一邊吐氣、一邊讓上半身慢慢地往右側倒。這個時候，要意識到腰部周圍的肌肉有被伸展到的感覺。接著吸氣，回到原本的姿勢，然後往另一側進行相同的動作。

重點④
維持確實伸展背
部肌肉的狀態
重點③
腰部要固定，不要
輕易跟著擺動

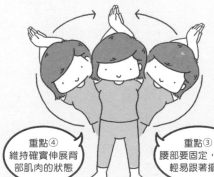

4. 讓上半身大幅度旋轉

一邊緩緩呼吸、然後以像是用指尖畫圓的感覺，盡可能大幅度旋轉上半身。繞了一圈之後，再反方向繞一遍。

第一步，先和附近的家庭醫師諮詢

如果放任對疾病的不安的話……

明明感覺到自己身體有異狀，卻又拖延去醫院求診的時間，這就宛如自己打亂了自律神經的平衡。身體不適會對身心帶來重大的壓力，而且不安的情緒也會刺激交感神經，讓身體毛病更加嚴重，一點好處也沒有。

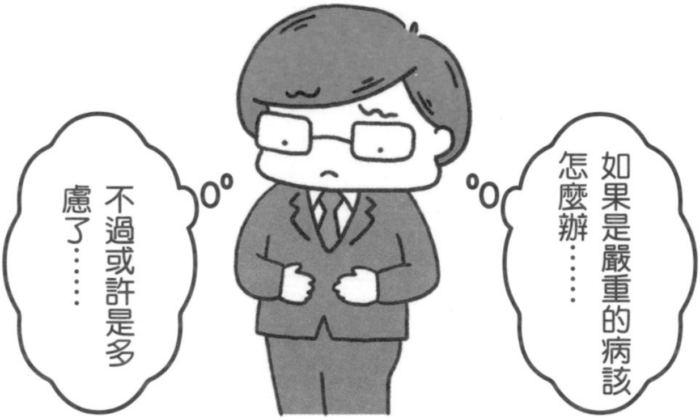
如果是嚴重的病該怎麼辦……
不過或許是多慮了……

無法改善的身體不適若持續兩週以上，請務必求診

如果胃部痛個不停、頭痛也一陣一陣的，當這類身體不適持續不斷時，絕對不能有「應該是吃壞肚子了吧」、「就是普通的偏頭痛吧」這種自己當醫生的行為。很多時候，人們都會懷抱著「該不會是很糟糕的病吧」這樣的不安，然後也經常轉為自己的壓力、擾亂自律神經的運作，最後讓病情更加嚴重。

如果症狀已經持續兩週以上的話，請不要猶豫、立即求診吧。如果經過診斷後弄清楚沒有

若能建構起和醫師之間的信賴關係，就能盡早一步察覺健康狀態的變化！

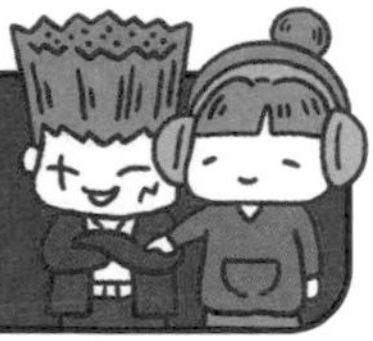

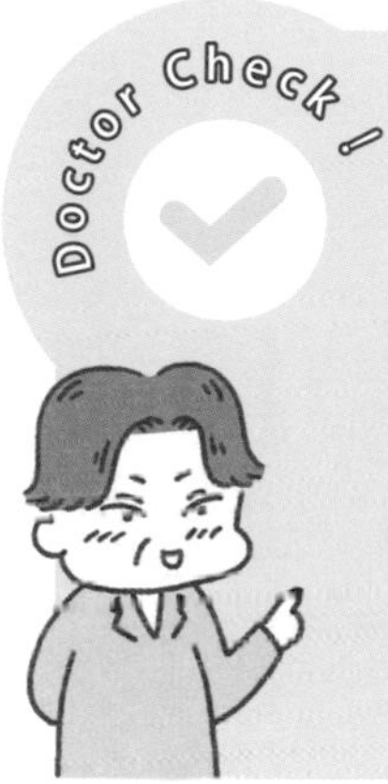

1 預防病症的重症化

如果有長年的往來，對於你的體質、性格、過去的病例等知之甚詳的醫師，就能夠盡早察覺你的身體異狀。

2 和專門醫療機構的合作

可根據病情狀況，介紹適合的醫療機構，並且在醫師之間傳達必要的訊息。可以省去不必要的開銷與時間。

大礙，不安就會因此緩解，自律神經的步調也能重整，也可能讓症狀有所改善。

如果覺得自己的身體有異狀，首先就先前往住家附近的診所吧。這裡並不推薦大家一有問題就直接跑去大醫院求診。大醫院所進行的是依據專門科別特化的先進醫療，所以貿然跑去可能會出現無法立刻進到適合科別的情形。另一方面，位處我們居住地附近的診所醫師通常擁有廣泛的知識，也會進行各式各樣的療程。因此，如果他們判斷病情有接受專門檢查或治療的必要性，就會介紹適合的醫療機構，讓患者可以接受最妥善的治療。所以擁有了解自己體質的家庭醫師，建立彼此的信賴關係是很重要的。

生活方式

身心的照護
前往醫院②

原因不明的不適狀況就到身心科徹底查明

如果獨自煩惱的話……

壓力持續累積下去，就連和人碰面交流的氣力都會喪失。當然我們都會希望他人能理解，不過光是讓人聽聽自己的事情，就可能讓心情穩定、改善不適的狀況。當我們懷抱不安或煩惱時，就安排一下交流的場所和對象吧。

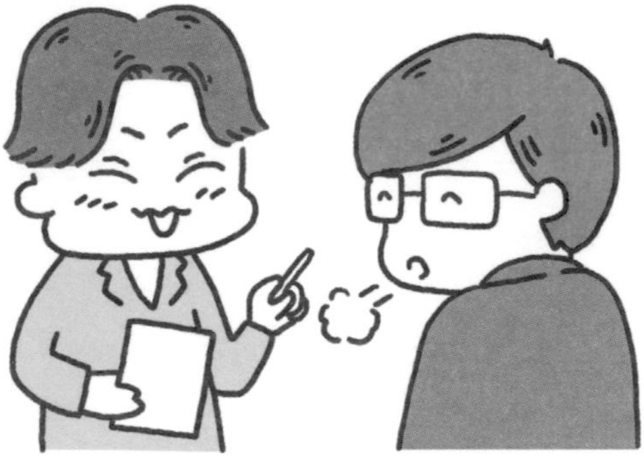

透過諮商來探究原因

如果出現「覺得頭昏眼花」、「容易疲憊、睡不好」等身體狀況不佳的毛病，在醫院又檢查不出有什麼異常時，建議可以到身心科去求診。身心科會從心理與生理兩方面來掌握病情，根據起因於心理面、社會面的壓力所導致的所有病況進行治療。其中也有一般的檢查並沒有發現異常，實際上是自律神經紛亂所引發的「自律神經失調症」的應對方法。

在身心科，會由醫師、護理師、臨床心理師相互合作，進行自律神經的機能檢查和諮商，

確認自律神經的平衡，便能察覺心理不適的狀況。

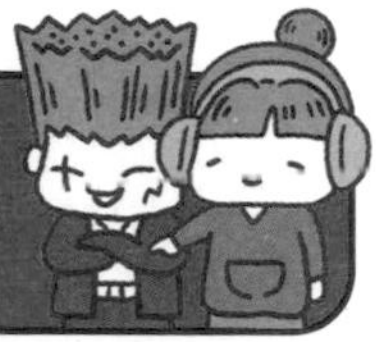

Doctor Check !

1 諮商或心理治療

從生活習慣或思考方式、環境等層面探究心理面和社會面的壓力要因，然後嘗試一起改善它們。

2 自律神經機能檢查

為了確認交感神經和副交感神經的不平衡狀態，進行特別的檢查（參考 P.105）。

3 處方藥物

為了緩和不安或緊張、失眠等症狀，並安定心神，開列處方藥物（參考 P.104）。

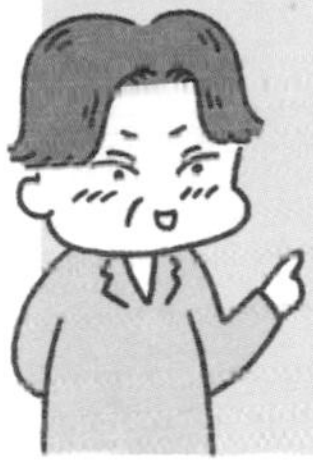

以及心理治療，多方向並行，並開列處方藥物。特別是臨床心理師會進行讓患者減輕壓力並放鬆精神的諮商，找出自律神經失調症的心理要因和症狀之間的關聯性。他們不光是仔細地傾聽、理解患者的狀況而已，也會幫助患者紓解壓力、安定心神，藉此讓症狀減輕。說起「自律神經失調症」的症狀，可以舉出眼花、頭痛、心悸、身體微熱、倦怠感等各式各樣患者提出的不特定狀況，但很多時候在這些症狀的背後常常會隱藏著某些重大疾病。所以大家千萬不要自己做判斷，只要覺得身體有異樣時，就趕快去接受醫師專業的診斷吧。

會開列什麼藥物作為處方？

抗焦慮藥物	紓解身心的緊張與不安，安定自律神經。也就是所謂的「精神安定劑」。
抗憂鬱藥物	緩解動力降低或失去感動、情緒低落等抑鬱症狀。藉由血清素和腎上腺素等跟精神安定有關的腦神經傳導物質的發揮帶來效用。
安眠藥／睡眠導入劑	改善睡不著，或是因為淺眠讓自己在夜裡醒來好幾次等睡眠障礙。根據症狀，會開立短時間作用型或長時間作用型等處方。
自律神經調整藥物	在大腦的下視丘發揮作用，調整自律神經系統的平衡。減輕亢奮、不安、緊張等症狀，改善自律神經失調症的諸多症狀。
β 受體阻滯劑	抑制交感神經的過度運作，平穩心悸和脈搏，緩和緊張或亢奮等狀況。

適當地配合藥物使用，改善生活習慣

在自律神經失調症的治療過程中，為了緩和艱辛的身體症狀或精神症狀，會開立用藥處方。最重要的，就是一定要依循醫師的指示服藥。如果因為症狀變嚴重就吃了超過指示的量，或是因為狀況變好了就自己決定停藥，這些都是不行的。否則很有可能引發副作用或戒斷症狀，讓自己的身體症狀因而惡化。

此外，因為藥物帶來的症狀緩解效果是對症療法，所以為了解決根本方面的問題，改善生活習慣和應對壓力要因是非常必要的。無論如何，請謹記要重視和醫師諮詢這件事。

會進行什麼樣的檢查？

透過檢查自己難以察覺的交感神經與副交感神經失調，來進行確認

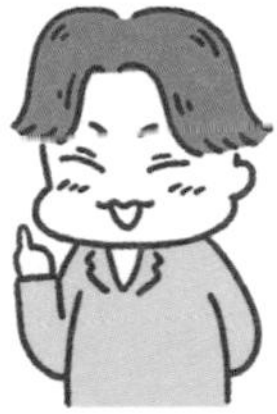

○自律神經機能檢查

在雙手手腕和上臂接上血壓計，連續測量坐著和站立狀態的心電圖與血壓。檢查過程中，交感神經和副交感神經的平衡與反應會即時顯示在螢幕上。

○Schellong 測試

測量安靜躺下時和起立時的收縮壓和舒張壓，從其中的變動差異檢測自律神經機能的檢查。根據結果，可以了解起立時暈眩或頭昏眼花等症狀的發生率，以及血液從手腳末梢回到心臟的難易度等狀況。

○心跳變動檢查

在重複進行和緩的深呼吸狀態下測量心電圖，也能計算心跳數。副交感神經正常運作時，吸氣會讓脈搏加快、吐氣則會變慢，若是因為壓力等原因讓交感神經過度運作，脈搏的變化差異會比平常狀態下來得小。

○各式各樣的診斷測試

以問診為首，進行心理測試、性格測試、抗壓性確認等流程，藉由掌握症狀背後的心理狀態，診斷自律神經失調的情況。

用手機來檢測自律神經

在本書監修者小林弘幸教授全面監修下開發的APP「CARTE」中，只要把手指放在智慧型手機的相機鏡頭處，就能以心跳波形為基礎進行解析，可簡易地確認自律神經的狀態。

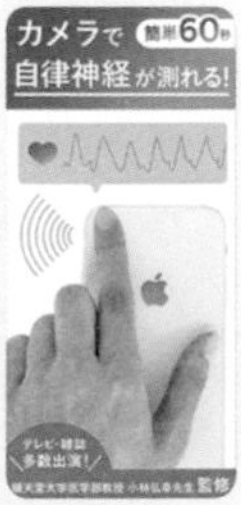

※此為iPhone／iPad專用APP（日文版）

呼喚幸福

自律神經的情報③

戰國武將也很清楚？讓內心平靜的「茶道」流程

織田信長喜歡茶道和能樂的嗜好很有名。在不知何時會讓自己和家族被危險波及的戰國時代之中，茶道、能樂、抄經等方式，就是他們整頓身心狀況，讓自己感到平靜的手法。茶道中有「將茶碗旋轉 3 次」這個步驟，在旋轉的過程中會自然而然地以舒暢的方式呼吸，進而安定自律神經，讓血液能夠被送往細胞的各個角落，就連味覺也會變得敏銳。另外，當你從調整好自律神經的人手上接過茶碗時，這種氣場也會感染到你。整個現場會瀰漫著良好的氛圍。

就像這個例子一樣，以茶道為首的日本傳統文化，大多能藉由和緩的動作調節自律神經的平衡，提高身心狀態，是先人智慧的結晶。

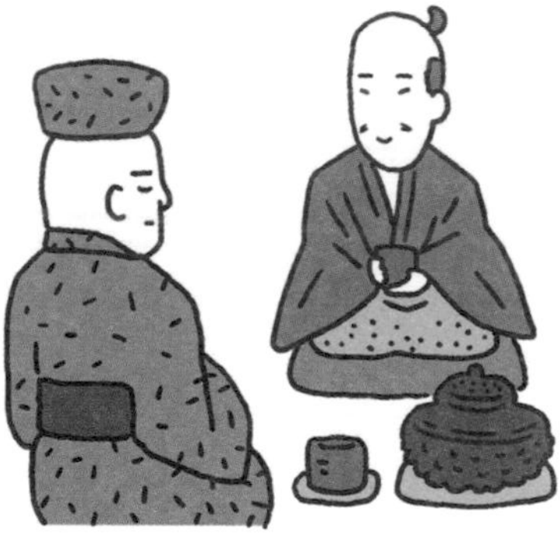

茶道或能樂、狂言等日本傳統文化的基礎，就在於「和緩」。在忙碌的現代社會中，這是已經被我們所遺忘的重要事物之一。

第3章
整頓精神面
～思考方式的訣竅～

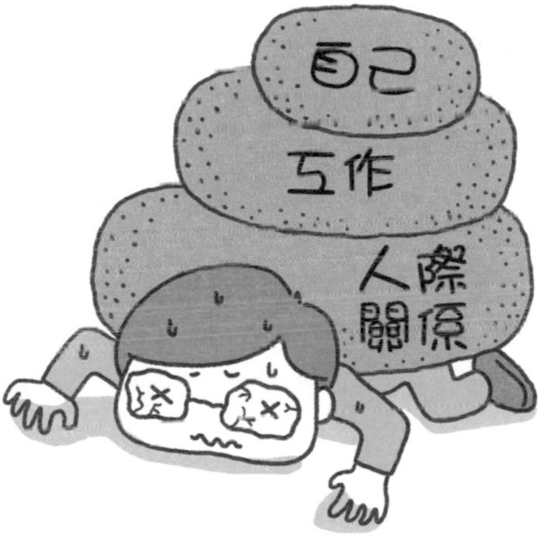

壓力這個擾亂自律神經平衡的要因，
會潛藏在日常生活中各式各樣的場合裡。
例如職場、和熟識之人間的交流，
以及自己的身上也會有其存在……
在這個單元，將會把五花八門的煩惱分門別類，
介紹思考方式的提示。

思考方式的基礎就是「放棄」

「放棄」健康法

「放棄」其實是「更加辨明」。
這裡並非是指被困於現狀而感到悲觀失落，
而是接受現狀，然後讓問題更加明朗。

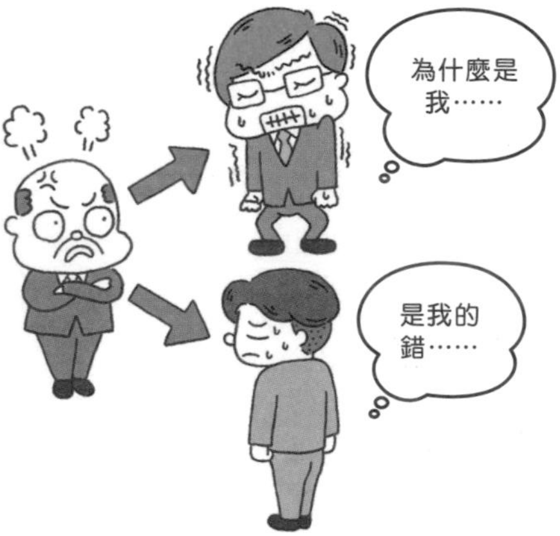

太過在意

負面情緒會讓視野變狹隘，因而喪失冷靜。

接受

不被對方的步調影響，冷靜地理解現狀。

「執著」會催生負面的情緒，讓交感神經過度運作

大家在日常生活和人際關係之中，都曾遭遇一些即使想破頭也無可奈何，靠自己也無法改變些什麼、一籌莫展的情況吧。在這種時候，如果被「為什麼我會碰到這種事啊」、「為什麼其他人都不這樣幫幫我」這類負面情緒給束縛住了，交感神經的運作就會提高，讓人陷入自己打亂體內自律神經平衡的局面。

此時很重要的一點，就是要毫不猶豫地「放棄」。這裡所說的放棄，並不是要你從現狀中

透過捨棄執著，就能湧現前進到下一個階段的嶄新能量

改善的重點

抱持目的意識，迷惘和不安就會消失

如果過度執著於自己的行動是「被某某人所逼迫的」這種想法，不滿就會轉化成壓力，對交感神經進行刺激。這時，只要讓「自己為何會這麼做」這個想法更加明確，就能推導出一個答案，讓壓力得以減輕。

「逃避」。所謂的「放棄」，其實有「放下之後更加辨明」的意涵，也就是說，先接受當下的現狀，然後藉此釐清問題點、改善之處，以及接下來的目標在哪裡。可以說是為了讓自己踏出下一步而必經的過程。

憤怒或嫉妒；後悔或不安、畏懼等，這些都是從人們難以放棄的執著心之中所催生的情感。首先，先弄清楚自己為何會如此在意這件事，然後整理情緒，開始安定心神。

有句話說「病從氣中來」，所以我們要學會不會催生負面情緒的思考方式，好好整頓自律神經的平衡，讓身體和心靈都保持在健康的狀態。

思考方式

修正言行

工作①

〇壓力的要因①

連別人的工作也都承擔下來

被拜託時就勇敢婉拒！

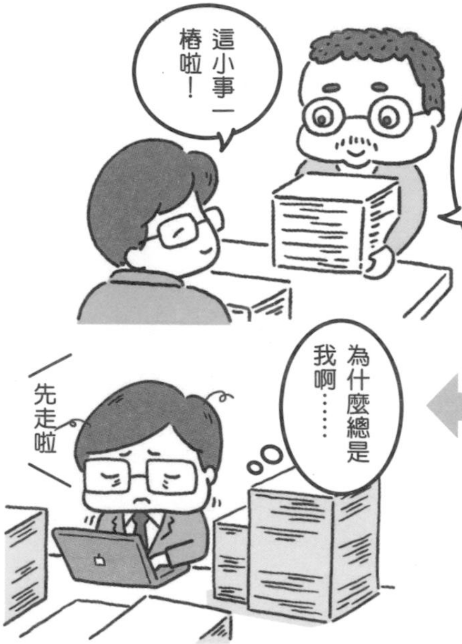
拜託你明天前完成這些
這小事一樁啦！
為什麼總是我啊……
先走啦

壓力的要因就是自己的「輕易答應」

「總是在同樣的情況下產生壓力」這種狀況很常見。舉例來說，身邊有會把工作推給你的上司或同事，光是和這些人共事就會讓自己累積壓力之類的。如果能避免這種狀況的話，就可以防範壓力的累積，然而正是因為躲不掉，才會讓人持續感受到壓力。各位是否會因為無法說出心中不平衡或不滿的事情，只好「輕易答應」別人丟給你的工作呢？正是因為這種狀況一而再、再而三地發生，才會蓄積壓力的不

「讓壓力產生的來源就是自己」想清楚這一點的瞬間，自律神經就開始重整了。

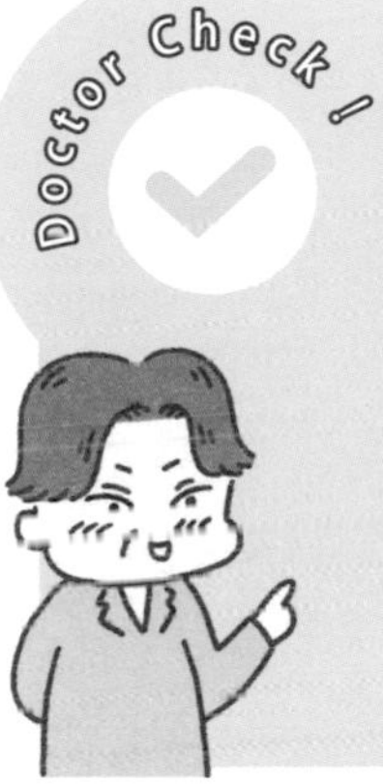

1 接下工作的是誰呢？

接下工作的正是自己。請思考是否能明確地表示「今天比較忙碌，明天的話應該沒問題」。

2 真的只有自己能完成嗎？

請試著思考這件工作是不是其他人也能做，或者是大家彼此分配一下就能完成的工作。

是嗎？這樣一來，最後就會發現壓力其實都是由自己的言行中產生的。壓力真正的要因，並非是來自他人「交辦」工作，而是自己「沒有拒絕」。

就像是「有合不來的上司」、「有麻煩的合作對象」這類情況，之所以會感受到對方就是壓力的來源，也是因為自己選擇了這個職場，而且也沒有轉職的打算，因此，實際上都是自己選擇的結果。也就是說，我們可以認為「壓力的要因是由自己所催生的」。

雖然在埋怨他人的時候，自律神經的步調已經被打亂，累積了壓力，但只要有「責任在於我」的自覺，自律神經會就開始邁出重整的第一步了。

思考方式

實踐「一個的法則」工作②

○壓力的要因②

不做不行的事情太多了

思考的事情過多

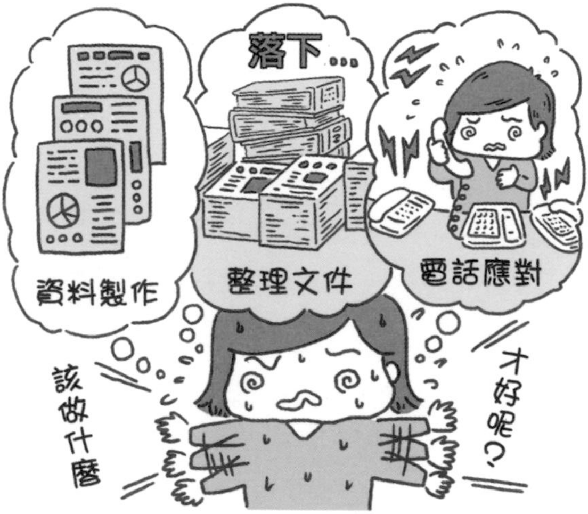

資料製作
落下…
整理文件
電話應對
該做什麼
才好呢？

沒有必要取捨選擇，先習慣「一個的法則」

在不得不做的事情堆積如山的時候，光是思考「那麼，接下來該怎麼辦」、「該做什麼才好呢」等事情就會感受到壓力，在執行之前就會先讓身體狀況惡化了。這時推薦大家採行的，就是「接下來就只決定一件該做的事」這種「一個的法則」。

舉個例子，到公司後或休息結束後，不要把要做的事情全都表列出來，而是要像「現在寄信給某某先生」這樣，只先決定一件事。這樣

讓思考的事情只有「接下來這一個」，
就能消除壓力，順暢地展開行動。

改善的重點

下班後也用「一個的法則」順暢地切換為休息模式

舉例來說，像是「把便當盒從包包裡拿出來」這種簡單的事情也 OK。自律神經會因為回到家後瞬間的氣場改變等細微的環境變化而亂掉。所以可藉由讓身體持續動作來適應變化，防止自律神經的步調失衡。

的話，就沒有必要在很多待辦事項中做取捨選擇，讓行動更加流暢、確實地推進。

習慣這種做法後，就不會出現「無法決定該做什麼」這種狀況了。能理所當然地只認真思考「接下來做哪一項」，開啟工作時也不必為其他項目分神，事情就能自動展開。

這種「一個的法則」不只能用在工作，活用在做家事方面也很有幫助。例如先決定一個回到家後要做的事，就不會想東想西、預防自律神經的紛亂，接著順利讓自己進入休息模式。

思考方式

抱持目的的意識 工作③

○壓力的要因③

這不是自己想做的工作

找出每個工作的目的，不要定義重要性

感受不到價值

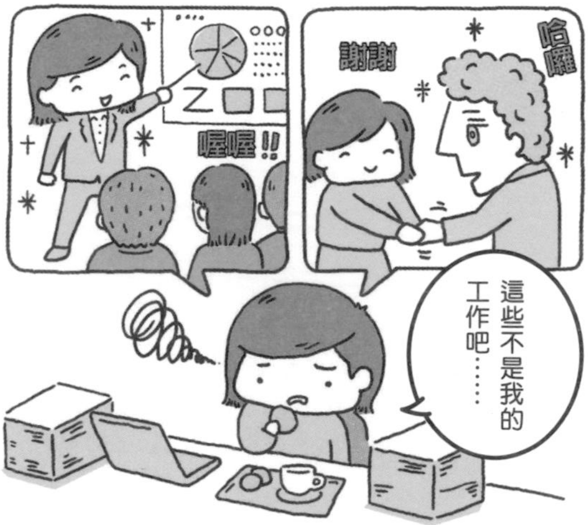

各位是否曾抱持「這種工作沒有意義」、「因為不重要，就隨便做做吧」之類的想法呢？如果會這麼思考的話，無論是什麼樣的工作最後都會變成壓力。

所有的工作都擁有它的意義。，沒有一件事是可以輕率對待的。無論是泡茶、沖咖啡、製作資料和會議準備等，在進行任何工作之前，請大家先試著明確地思考「是為了什麼才做這件事的」這類目的性吧。

意識到工作的目的，提升動機和行動的品質。

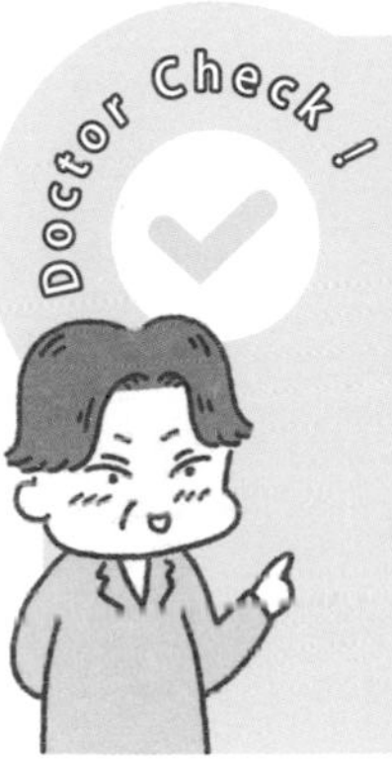

1 為了誰、又是為了什麼進行的？

像是可以讓對方開心、讓周遭的人都能愉悅地工作等，先明確地找出每件工作的目的。

2 要明白沒有什麼工作是可以輕忽的

不要為每一項工作加上重要性。如果能理解所有的工作都有其意義所在，就能提升作業品質。

例如泡茶這件事情，就有像是「為了能讓客戶在心情好的狀態下進行討論」、「可以讓客戶暖暖身子」這樣的目的，若能意識到這些目的，就會想著「該怎麼把茶泡得更好喝」、「某某先生喜歡咖啡，那就改沖咖啡吧」等等，連工作的方式都會有所改變。

另外，「為什麼要我做這種事」之類的想法也會成為壓力的要因。即便是讓你這麼認為的工作，或許對某些人來說還是會有其意義或涵義的。不管在做什麼樣的工作，都要在思考其目的的情況下，提高自己的動機，讓工作的品質變好，這點非常重要。這種做法可以減輕壓力，讓所有的工作能順利進行。這個思維放到家事或育兒等工作以外的層面，也是一樣的。

○壓力的要因④

加班變成理所當然的事情

活用即將結束時的集中力，讓能力能百分百發揮

大家是否經歷過加班或是居家辦公等不會有固定結束時間的工作模式呢？「加班的話時間就很充裕了」這種缺乏緊張感的環境或精神狀態，反倒會徒增疲勞，讓工作的品質降低。過度的壓力並不是好事，但我們應該適當地為自己施加一些壓力，發揮既有的優秀能力。

舉例來說，可以在即將結束的1小時前，決定「要在1小時內完成這個」，讓自己做最後衝刺。像是有效利用早上這個工作的黃金時

如果在情緒上有所鬆懈的話？

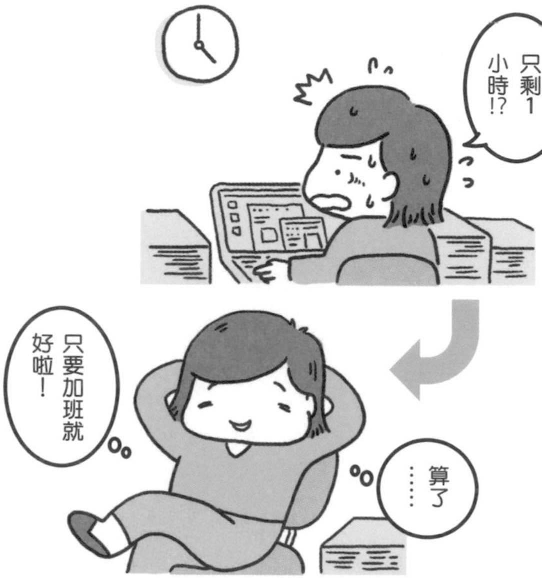
只剩1小時!?
只要加班就好啦！
算了……

**如果能夠適當地給自己施加壓力，
就能讓自己發揮原本應有的能力。**

改善的重點

以「內容」區分的工作和以「時間」區分的工作要分開

以「內容」來區分的是要求品質的工作，這類工作請安排在集中力較高的早上。如果用「最後 1 小時再來做吧！」這種時間定位來區分，就會拉低品質。至於整理文件或書面確認等工作，可列入以即將結束的「時間」來分類的工作範疇。

間，然後於午餐後的兩小時內就安排事務作業或與人會面的行程，最後在上班時間即將結束之前再次上緊發條。把這樣的意識化為習慣之後，事情便能超出意料地順利進行。

再來，為了讓工作品質有所提升，也推薦各位「把完成時間設定成比原先的還要早」。如果除了目前的工作之外還有必須評估的事務，集中力就會下滑。而且「完成時間迫在眼前」這種狀況原本就會讓集中力低落。

這在私生活方面也是一樣的，不要有被追著跑的感覺、心有餘裕地去面對，然後比原定的完成時間更早完成，要像這樣規劃出能用良好狀態去處理事情的時間。

思考方式

讓意識移轉

工作⑤

○焦慮、不安的要因①

站到眾人面前總是會覺得緊張

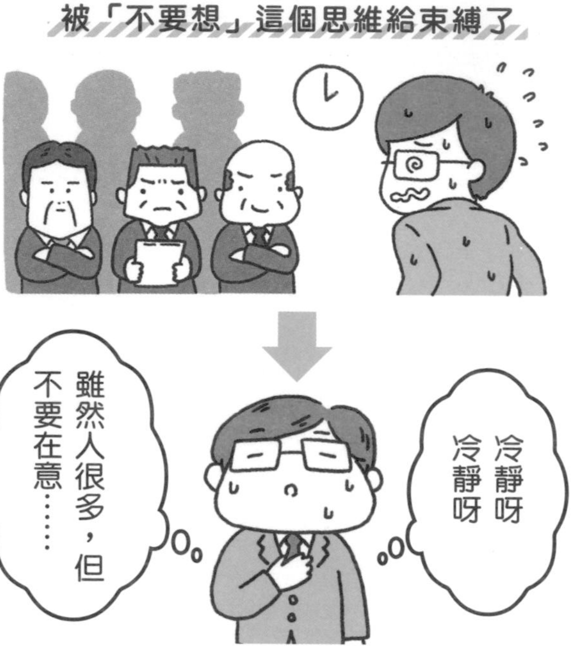
被「不要想」這個思維給束縛了
雖然人很多，但不要在意……
冷靜呀冷靜呀

透過看時鐘來讓意識自然地移轉

面試或考試、簡報等場合，因為極度緊張導致無法發揮成果的狀況，大家應該都有過吧。推薦大家在這種場合就「進入會場後先看時鐘，然後辨別它的外觀和廠牌」。

人之所以會感到緊張，就是身體已經對接下來要做的事情有所準備的證據，並不是什麼壞事，適度的緊張感是必要的存在。即便如此，要是過度緊張的話，就會陷入「只能思考眼前的事情，讓視野變狹隘」這種狀態，所以如果

藉由刻意為自己添加「別的課題」，來將眼下面對的不安要素推向意識之外。

能為自己添加別的課題，就能自然而然地移轉意識。感到不安或緊張時，意圖排除不安的要素，讓自己「不要想」是很困難的，因為你的一舉一動全都會集中在這件事上。

改善的重點

實際進行模擬訓練就是成功的祕訣

事前進行徹底的模擬訓練能讓自己萌牛自信，這跟緩和正式上場時的緊張感也有關聯。把過程、順序、預想的問題都先寫下來，然後讀出聲音來練習看看吧。寫下來能夠把狀況視覺化，也可以因此察覺自己弄錯的地方，或者是準備不充裕的地方。

再者，在向人簡報這類容易緊張的情境之中，徹底進行準備跟好結果之間是息息相關的。如果只是在腦袋中模擬出「大概是這種感覺吧」的話，再怎麼說都太過樂觀，而且會讓不確定要素變多。這時試著藉由發出聲音等方式、盡可能地讓情境更接近實戰的感覺，就能預先察覺到話題對不上或說不出話來等意外狀況。因為做得越徹底就越沒煩惱，所以請嘗試到自己能接受的程度吧。

思考方式

放棄

工作⑥

焦慮、不安的要因②

緊急狀況讓預定都崩盤了！

太過被預定給束縛了？

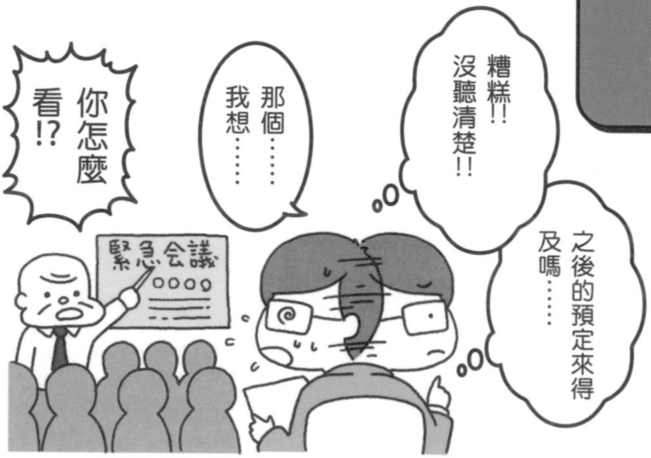

之後的預定來得及嗎……
糟糕!!沒聽清楚!!
那個……我想……
你怎麼看!?
緊急会議

太過在意「接下來的預定」的話，會擾亂自律神經

忙碌的時候，總是會出現預料之外的意外狀況。如果那是非常緊急的情況，那麼當然就必須立即進行處理。越是緊急性高、重要性高的工作，就一定要全神貫注，好好處理那件工作，然而，如果沒有進行內心的整理，就可能會讓狀況惡化。

在這種情況下，「接下來的預定沒問題嗎」、「來得及嗎」之類的念頭就很不必要了。我們沒有為那些事感到困惑的時間，在思考那些事

透過修正目的的軌道，就能找回原本的狀態。

改善的重點

如果意外狀況發生的話，就讓問題變得「小一點」吧。

發生大問題時就手忙腳亂的，然後大聲怒吼的話，就會讓交感神經處於優位，對身體的狀態來說是最糟糕的結果。正是在這種時候，即便有點勉強，也必須具備能笑著說出「真讓人困擾耶」的冷靜。為了調節自律神經的平衡，先來個深呼吸，再喝杯水，藉由這樣的動作來修正目的軌道。

情的同時，自律神經已開始紛亂，讓集中力下滑，犯錯的危險性也增加了。面對緊急的突發狀況時，為了整頓自己的狀態，充分發揮實力，就爽快地先把下一個預定事項拋在腦後吧。

「狀態良好＝自律神經已整頓」，不管是工作還是私生活領域，緊急狀況都是避免不了的事情。在大問題發生時，換上極為嚴肅的表情、扯高嗓子怒吼，身體狀況會無法調整，進而喪失判斷力。相反的，不可輕忽在日常生活中出現的小瑕疵，也不要視而不見，這是很重要的。

日積月累的小瑕疵，會在最後讓自己的狀態一口氣崩解，落入無法發揮能力的窘境。

○壓力的要因①

說了多餘的話

被捲進負面的話題之中！

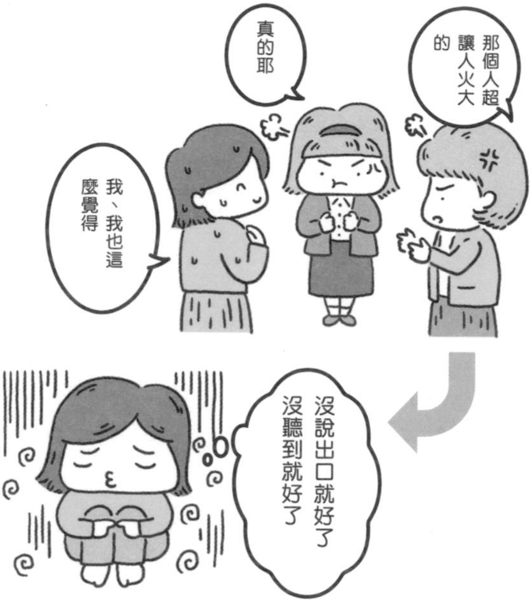
那個人超讓人火大的
真的耶
我、我也這麼覺得
沒說出口就好了
沒聽到就好了

貫徹「不看、不言、不聽」的立場

造成壓力的原因，幾乎都是從人際關係中產生的。為了調整自律神經、迴避壓力，人際關係的改善是不可欠缺的。

說別人壞話的時候，雖然或許能消除壓力，但也有可能會反過來讓你感受到壓力。也許說壞話的時候能讓心情好起來，不過之後可能就會陷入「好像說了太多太過火的話」、「表達方式似乎很討人厭」等自我嫌惡的狀態。那麼反過來稱讚別人又會如何呢？關於這點還是有些不太一樣。對於再怎麼樣都無法喜歡的人，

當負面的話題被拉到自己身上時，請讓精神狀態保持在中立。

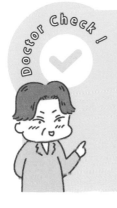

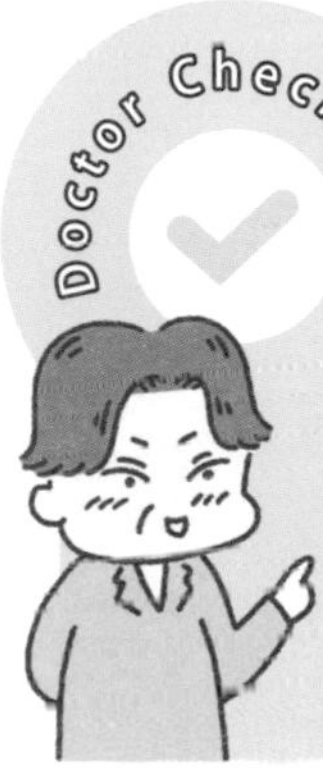

1 貫徹「不知情」的立場

不管討論到誰的話題，都用「不知道」、「不清楚」的態度回應，不要輕易對他人口出評論之語。

2 沒有必要逐一回應

即使被別人說了什麼或聽到了什麼，都不要回嘴，也不要辯駁。

心想著「還是不行啊」卻依然勉強稱讚的話，就可能形成壓力了。

希望大家能將心理面置於中立的狀態，並且意識到「不看、不言、不聽」的立場。無論發生了什麼、被說了什麼、都要不看也不聽。而且自己也不要多說什麼。人際關係的壓力不只存在於自己身上，對方也有同樣的困擾，所以即使回應了也不會有什麼改善，還有可能讓壓力增加。

不要累積多餘的壓力，對自律神經進行整頓，這和以中立狀態為基礎，並且構築良好的人際關係可是息息相關的。

思考方式

目的明確化
人際關係②

壓力的要因②

不小心出席根本不想參加的活動或聚會

雖然「交際」也很重要……

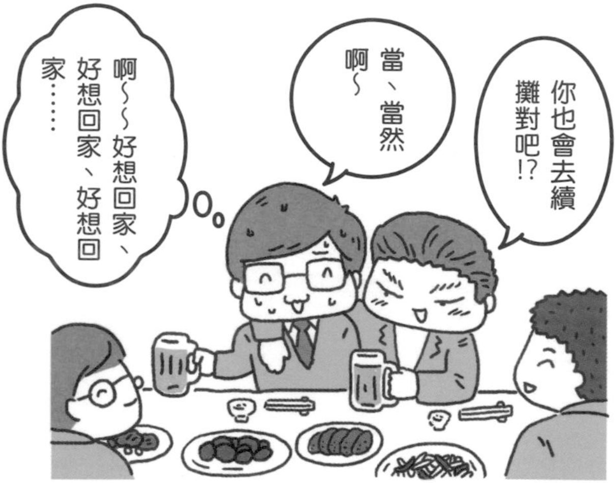

你也會去續攤對吧!?
當、當然啊～
啊～～好想回家、好想回家、好想回家……

改變目的意識，壓力的本質也會變化

我們應該都有被邀約參加飲酒聚會時，心裡想著「真不想去啊」的經驗吧。即使已經在位子上坐下了，還是邊心想「我到底為什麼會來參加啊」、「如果沒來就好了」邊後悔，然後因此讓壓力繼續膨脹。有時像這樣抱持壓力喝酒，還可能導致身體不適等問題。

如果被邀約參加聚會了，請先試想「我是為了什麼才來參加的」吧。不管是「為了讓人際關係變好」還是「一起出席的也不是什麼壞

仔細地評估行動的目的，
對自己的決定有所覺悟，壓力就會減輕。

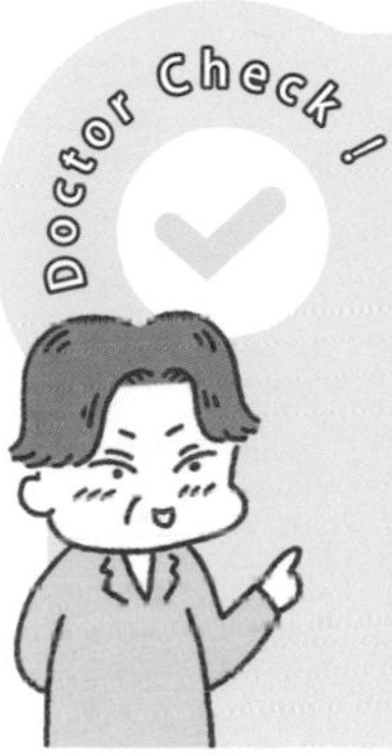

1 讓目的明確化

如果用「或許這次還是參加會比較好」這種曖昧的狀態參與，就會累積壓力。

2 一段時間後再回覆

不要立刻回答，最少先思考1天，想清楚參加的意義和目的後，再來決定。

人」都好。只要目的夠清楚明白，承受的壓力也會有所變化。即使不是什麼讓你期待的飲酒聚會，也可以用「一起出席的也不是什麼壞人」這個目的，讓出席這件事能達成它的目標。這樣一來，「如果目的夠明確的話就參加」、「找不到目的的話就婉拒」的選項就列出來了。此外，如果是必須以忍耐為前提的人脈關係，那麼有時婉拒也是必要的。

人際關係和壓力之間是難分難捨的關係。而且，若是把壓力的成因歸咎到「對方」身上的時候，壓力就會因此增幅。但是，如果是由自己來決定目的的情況下，壓力便會轉變成比較能讓人感到愉快的類型。

思考方式

放棄
人際關係③

壓力的要因③

異常地在意周遭的評價和反應

如果自己沒有受到關注就會不安

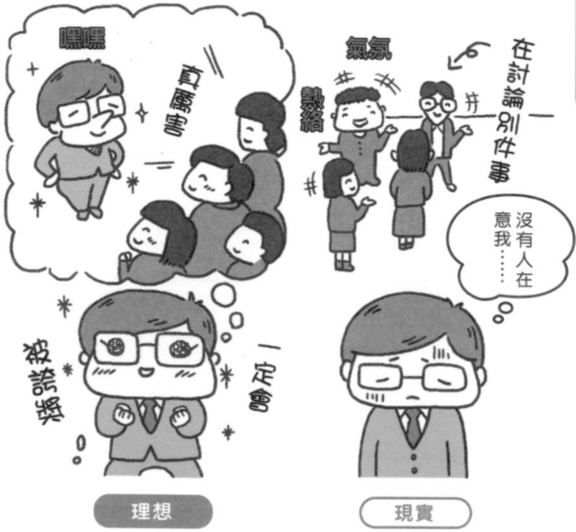

嘿嘿
真厲害
一定會
被誇獎
理想
氣氛
熱絡
在討論別件事
沒有人在意我……
現實

捨棄「我想被認同」的想法

自己有被上司給予好評嗎？有被同事所認同嗎？無論是多還是少，這是每個人都會在意的事情。因此，「我希望被認同，但現實就是沒有」這種煩惱就會成為相當可觀的壓力。交感神經和副交感神經的活動都會因此低落，讓體內無法產生動能，所以不會想著要「加把勁」，只會喪失幹勁而已。

在這種場合，就請大家拋開「我想被認同」的想法吧。整頓自己的狀態，將意識切換到默默地完成應該做的事情，就能提升工作的效

不要執著於來自單方面的評價，
要把視野朝向多個方向，整頓自己的狀態。

改善的重點

從「他人的角度」所產生的自信，其實是虛假的東西

並非出自於「自己」，而是從「他人的角度」所產生的自信，並不是我們必須擁有的東西。不需要在意周遭是如何評價自己的，要將心思集中在自己的身上。這種做法，可以避免我們因為他人的一舉一動，讓心志受到動搖。

率。同時，也不要執著那些沒有給予自己好評價的人或領域，懷抱「沒有在○○被認同，那就在△△被認同吧」、「不是○○先生，而是要被其他人認可」的想法，試著將自己的意識轉往其他方向。

另外，有些人會因為沒有得到自己期待的評價或評斷，就因此傷了自尊心。他們的自尊是來自於「周遭對自己的評價」，如果只在意這一點的話，原本該做的事情就做不好了，還會因為懷抱壓力讓狀況變差，根本是本末倒置。首先，請大家好好地面對自己，捨棄掉無謂的自尊吧。

思考方式

思考對方的事
人際關係④

時間快到了卻突然變得不想去……

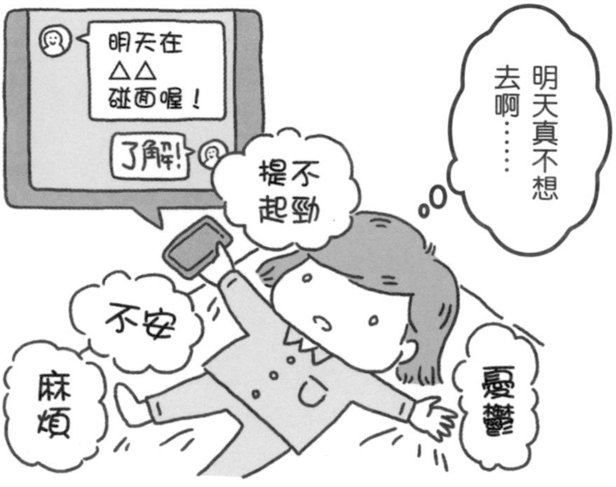
明天在
△△
碰面喔！
了解！
提不起勁
明天真不想去啊……
不安
麻煩
憂鬱

壓力的要因④

對於和某人碰面的約定感到麻煩

開始思考接下來要碰面對象的背景資訊

即使到了和人約定見面的當天，也經常突然冒出「總覺得身體不太舒服」、「提不起勁」等負面情況。如果對方是朋友的話，感覺臨時婉拒好像也沒有大礙，但如果是工作的話，就不可能用「我今天沒幹勁啊」這種理由來拒絕了。

在這種時候，請大家試著想想對方的背景資訊吧。像是以「在百忙之中特地空下時間」這種思維去思考對方的事情，內心自然就會覺得

開始思考對方的事情的瞬間，情緒就會安定，自律神經也開始調整。

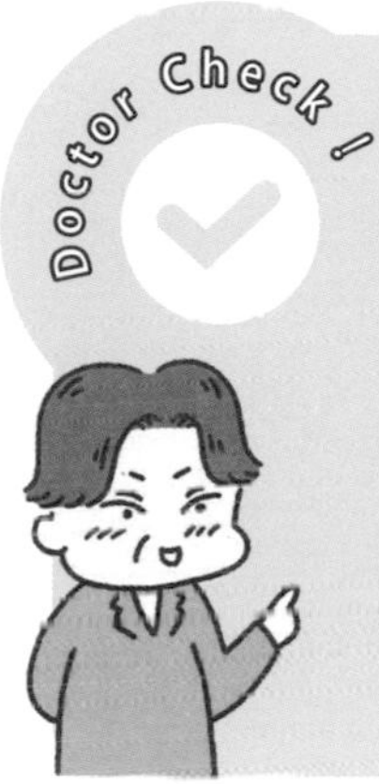

1 思考對方的目的和手段

對方是「為了和自己碰面」、「轉乘電車」、「特地挪出時間」才跑一趟來碰面的，像這樣開始思考對方的事情。

2 思考當天的天氣和狀況

預想「炎熱（或寒冷）」、「因為下雨所以路很難走」等當天的天氣或狀況。

「提不起勁之類的理由真是說不出口呢」。思考對方的背景資訊，抱持「誠實地和對方應對」的立場，就能整頓自律神經，發揮冷靜的判斷力與思考力。

不只是約好見面的特定人士，自律神經的紛亂也會影響平時一起相處的職場組織或團體的成員們。特別是面對位階比自己高的人更是如此，會希望調整自己的自律神經，讓自己總是處在最好的狀態。若是因為自律神經失衡讓自己感到焦慮、不開心，周遭的人也會在意起這種狀況，讓現場的氣氛變差。

若是調整自己的自律神經，家族、朋友、工作夥伴等周遭人們的狀態也會隨之改變。

思考方式

空出時間
人際關係⑤

○壓力的要因⑤

疲於電話和信件應對，精神無法放鬆

電話和信件令人提心吊膽

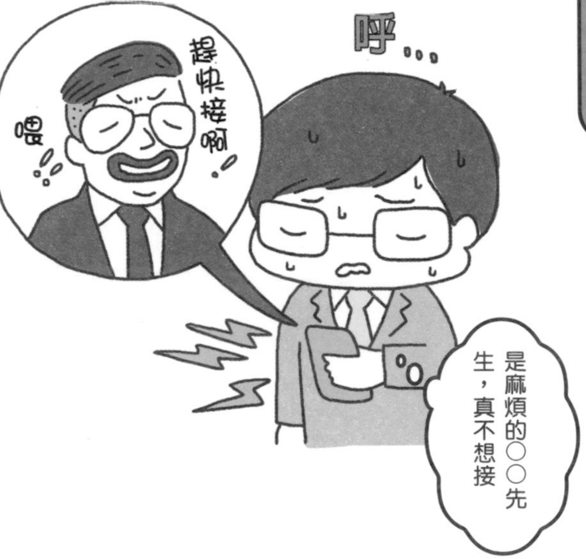

先做個深呼吸，用自己的步調來回覆

你是不是認為電話一打來就必須立刻接聽、信件或SNS有訊息傳來就必須隨即回應呢？會連絡你的，不全然是讓你感到高興的對象，應該也會出現讓你覺得麻煩的人。如果那個麻煩的對象打電話找你，當你在手機螢幕上看到他的名字跳出來時，自律神經就已經開始失衡了。有時也會發生因為感受到壓力，結果說不出半句話，導致無法確實回應的情況，沒錯吧？

進行心理與身體的整頓時，就能催生良好的溝通交流。

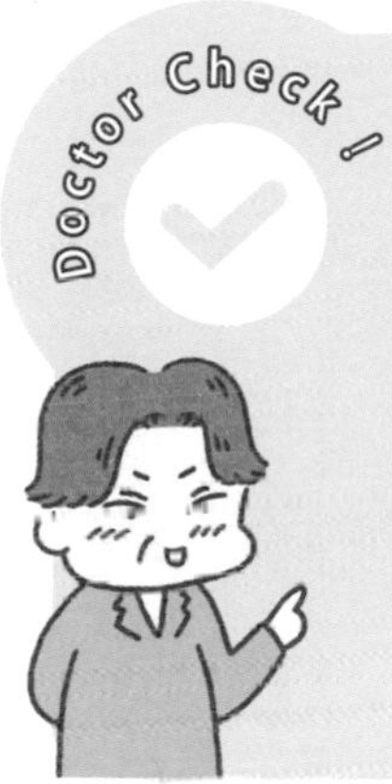

1 不要「立即」去做確認

即使電話或信件的提示聲響起，也不要馬上跑去確認。先喘口氣再進行確認，然後才回覆電話或信件。

2 預先設下時間

預先設定「工作時間以外不接電話」、「晚上 6 點以後的信件都隔日再回覆」等自己的規則。

當狀況像這樣變糟時，首先暫且不要接聽，先來個深呼吸。接著喝杯水，確實整頓自己的狀態，然後再回電。這一點在信件的場合也是相同的，並非是對方的步調，而是要盡可能以自己的步調來應對。

現在是幾乎每個人都有智慧型手機的時代，不管是深夜還是早晨，只要想聯絡就聯絡。如果是工作相關的電話或信件，就先決定「休息日或工作時間之外就不要接聽」、「信件回覆也留到隔天再做」等判斷基準，就能憑藉自己的步調來進行溝通交流。就像這樣，由自己來決定基準，和自身自律神經的安定是有相關性的。

思考方式

不要期待
人際關係⑥

● 壓力的要因⑥

對方不會照自己所想的那樣行動

拘泥於「結果」的話，只會產生無謂的壓力

為什麼不來幫我呢？

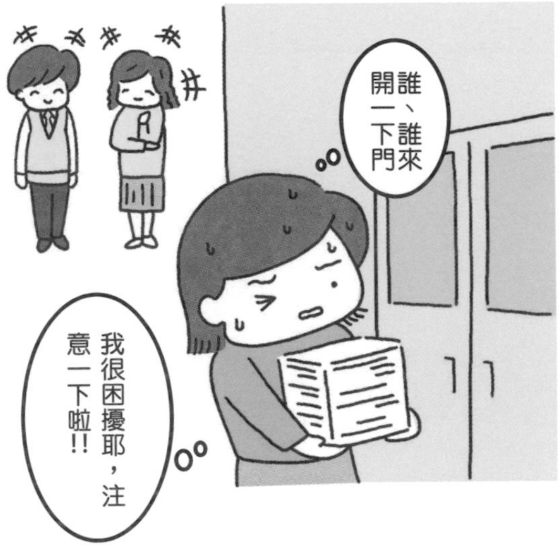

在人際關係中感受到壓力的時刻，幾乎都是源自於「對於對方的期待」。另外，「信任對方」這一點也會引發同樣的壓力。以「期待」來說，像是「這個人我不喜歡」所衍生的壓力，可以說是「希望能變成我喜歡的性格」或「希望能用更親切的方式和我互動」這類期待的表現。至於「信任」的場合，是來自因為相信對方、覺得「對方應該會這麼對待我」等期待，所以當對方沒有這麼做時，就會造成自己的壓

只要捨棄對對方的過度期待，不滿或壓力就會自然而然地消除了。

改善的重點

人際關係和不安是難分難捨的東西

人類只要碰到「不清不楚的事情」、「不確定的事情」、「自己無法掌控的事情」，就會開始萌生不安，而這種不安會變成擾亂自律神經的最大要因。如果是只會讓人產生不安的互動往來，就要勇於修正，擁有這般勇氣是很有必要的。

力。

不論是相信他人、還是期待他人，後續到底會怎麼進展都不是自己可以掌握的事情。如果讓自己沒辦法控制的事情左右自己的狀態，自律神經的步調就會被打亂，變成累積壓力的要因。

此時很重要的一點，就是抱持「誰都不要相信」的理念。這裡的意思並非是要各位「懷疑他人」，而是要以「全都是自己的責任」這種想法來行動，也就是無論在何處發生何種錯誤、又被某人說了什麼壞話，一切的責任都在自己的身上。這麼一來，就不會因為怨恨他人而擾亂自律神經，同時不管處在什麼狀況下都能毫無壓力、保持最佳的狀態。

被「沒有順利進展」的記憶給束縛住

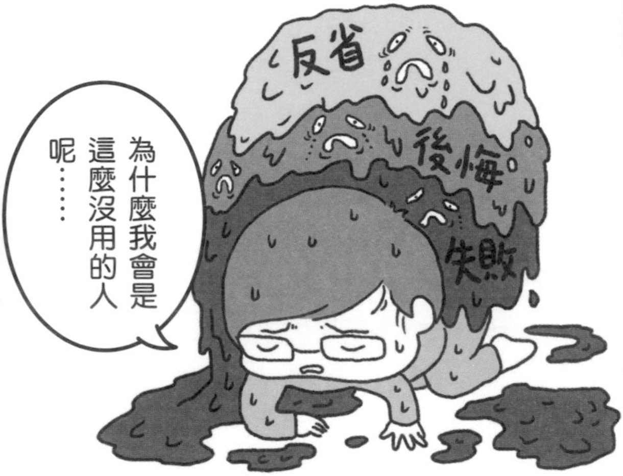

自我嫌惡的要因①

因為「失敗」的事實感到灰心喪志

回顧今天一整天，用成功的記憶重新覆蓋修正

在工作等場合失敗之後，在反省和後悔的過程中，會讓我們的情緒一路持續跌到谷底吧。此時，即使是一天內的最後5～10分鐘也無妨，請預留下回顧當天狀況的時間吧。試著回頭去檢視，若是有失敗的事情，就能盡可能地想像出「如果那樣做就好了」、「下次就這麼做吧」等理想的改善模式。不要只讓失敗的記憶留存，請用成功的印象去覆蓋。

若是希望覆蓋成功的印象，也推薦大家在回

藉由「記憶的書寫」的進行，就會更容易引導出理想的行動模式。

改善的重點

即使是細微的瑕疵也要當場記錄下來

人們會記住較大的失誤，然而卻有忘記小瑕疵的傾向。面對這種情況，就要養成當場進行記錄的習慣。如果連細微的錯誤都能在一天的最後寫下來的話，就可讓之後行動的品質提升。

顧當日的情況後，先將事情寫在日記上（參考P.146）。無論好事還是壞事，請將每一天劃分出來，然後進行重整。如果因為居家工作等原因而整天待在家中，假日時也不會外出，過著毫無變化的每一天，讓「總覺得渾渾噩噩」的日常生活持續的話，就會落入情緒低落、感受不到生活張力的田地。「渾渾噩噩的日常生活」這種狀況持續下去，就我們的狀態而言是最該避免的。

在一天的最後時刻，寫下今天發生了什麼事，然後抱持「明天就這麼做吧」的想法，進行日常生活的重整吧。

思考方式

行動的書寫 自己②

自我嫌惡的要因②

同樣的失敗一再重複經歷了好多次

總是在後悔同樣的事情

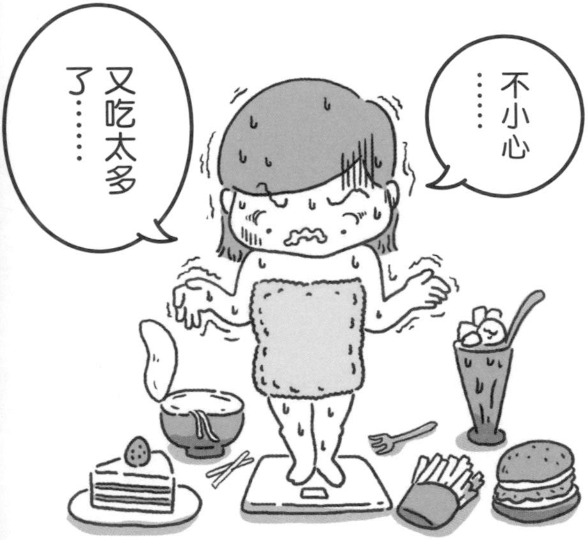

請意識到「下次會做得更好」這種感覺

犯下「明明想要少吃點甜食，結果還是因為貪嘴又吃了一堆」、「這次又忘記要繳交文件了」等失誤的時候，不要一犯再犯是很重要的。

這時如果寫下記錄錯誤的筆記，並且用成功的模式去覆蓋它們，等到下次碰到同樣的情況，就能謹記「對了，這次甜點只吃一份」、「今天一定要繳交文件」，擁有改善自身行動的意識。接下來再意識到「下次會做得更

想要改變「行動模式」的話，就要讓「意識到」自身行動這件事有所累積。

改善的重點

把想要修正的要點寫下來，然後賦予分數

「今天完成〇〇的話就加 3 分；△△失敗的話就扣 1 分」，像這樣將一天設定為滿分 5 分的計分方式，一個禮拜後再算出平均分數。一邊檢討、一邊持續計分，藉此修正自己的行動模式。

好！」這樣的感覺，然後持續進行「自身的覆蓋行動」，行動模式就會因此改變，讓行動的品質有所提升。

不讓大錯誤重蹈覆轍是理所當然的，至於不讓小失誤一犯再犯的習慣修正是否能持之以恆，對於往後的行動模式、甚至是範疇更大的人生方面都會帶來巨大的變化。

在這個階段，建議大家把自己想修正的要點、想改善的思考方式、想變化的行動模式等一口氣全寫在紙上看看。當自己的缺點都列出來、一目了然的時候，就能輕易地意識到「下次得這麼進行」、「現在非得這樣處理」等方針。讓這個習慣持續下去，和自律神經的整頓也是非常相關的。

思考方式

狀態的確認
自己③

○壓力的心理要因①

明明狀態不好，但完全不知道原因為何

從各式各樣的行動確認自己的狀態

即使總是能注意到他人的狀況，然而當對象換成自己，很多人往往都是直到面臨「身體鈍鈍的，什麼都不想做」、「感覺好累，沒辦法持續專注」等很糟糕的狀態之前，都不會去應對。若是落到這種局面，要改善就會很辛苦了。在那之前，請不要錯失「好像有點怪怪的」、「感覺有些焦慮呢」這些信號，如果能盡早察覺這些，就能盡早進行狀態的調整。

為此，請大家謹記要透過日常生活中的各式

將每天的小小不適都擱置不管

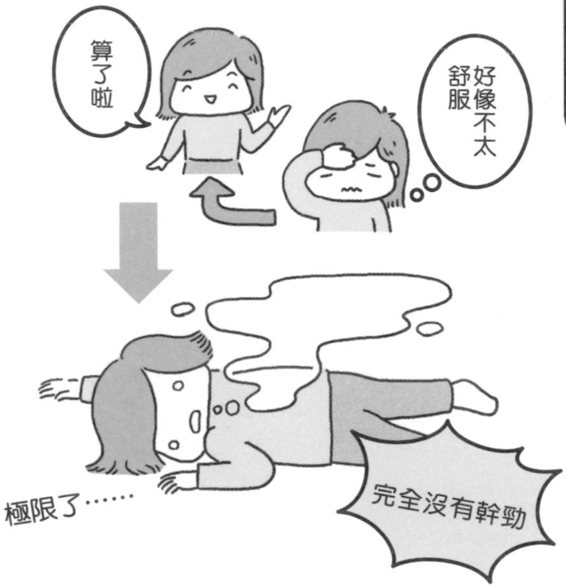

仔細地掌握自己目前的狀態，就能對應心理和身體方面的紛亂毛病。

改善的重點

找出適合自己的「煥然一新方法」，並且去實踐它

為了整頓身體的狀態，可試著每小時就暫時休息，讓氣場煥然一新。如果是辦公室工作，那麼「活動身體」就很重要。另外像是聽聽音樂也能提振副交感神經的活動，可期待它的放鬆效果（參考 P.149）。

各樣行動，來檢查自己的狀態。在早晨的準備時段，確認你是「有沒有放慢步調的充裕時間」還是「慌慌張張地帶著焦躁去準備」。每天早上都進行確認，若是感受到「今天自己好像有些焦慮」、「感覺很慌亂」等情況，就有身心狀態即將崩解的可能性。在這種情況下，請先喝杯水，然後進行深呼吸，調節自己的自律神經。

其他還有刷牙或換衣服、前往車站的走路速度等日常行動，都能從中感受到自己的狀態如何。請掌握不適的關鍵，一邊重整自己的狀態、一邊好好過生活吧。

思考方式

憤怒的認識
自己④

壓力的心理要因②

因為微不足道的小事而惱怒

在發怒之前先沉默，然後慢慢地呼吸

無法抑制洶湧襲來的怒氣

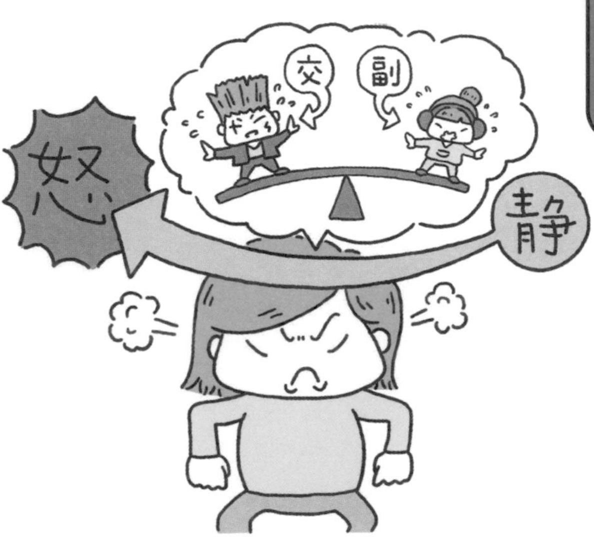

「憤怒」這種行為會擾亂自己的自律神經，讓身體的狀態大幅下滑。只不過，「憤怒」的情緒會在瞬間爆發出來，所以也可以說要在生氣的時候做到「不要發脾氣」這件事是非常困難的。

自律神經失衡，會讓血流狀況惡化，營養和氧氣就無法充裕地送達大腦，讓人無法做出冷靜的判斷，對於情感的控制是沒有好處的。而且自律神經的紛亂狀況沒有3～4小時是不會

透過感情的控制，能夠預防自律神經平衡的崩壞。

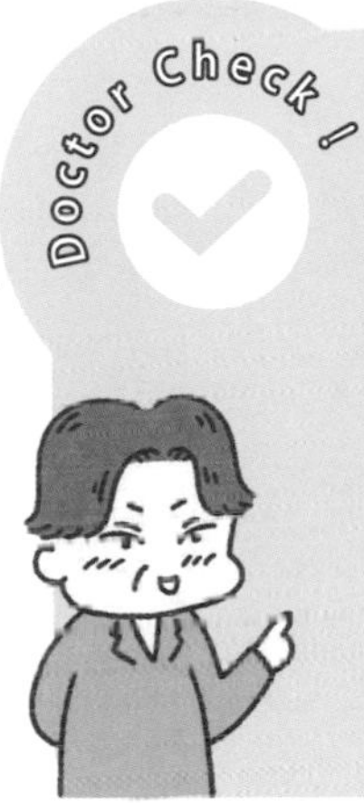

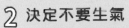

1 決定不要生氣

在感受到怒意的瞬間，只要心想「啊啊，我決定不要生氣」就能減弱憤怒的情緒。覺得就快要生氣的時候，光是心裡意識到這件事，就能管控怒氣。

2 決定不要生氣

生氣多半是在將自己的價值觀強制套用在他人身上時發生的。請理解「他人＝自己」這種事本身就是不可能的。

恢復的，所以一旦動氣的話，之後會有一段時間都會讓不好的狀況持續下去。

所以，感受到「我現在好像要發脾氣了」的時候，請試著先保持沉默。總之先不要開口，做個深呼吸。當你意識到「我現在好像要發脾氣了」的瞬間，其實怒意就收斂了50％，然後再意識到「現在沉默為佳」，接著進行深呼吸。做了深呼吸，讓自律神經得以調整，就不會讓紛亂的狀況繼續加劇了。

即便如此，碰到「無論如何都想向對方傳達自己的情緒」這種場合，也不要放任怒氣四溢，請利用其他的煥然一新方法重整狀態。而最有效用的方法，應該就是換一個表述方式來傳達吧。

即使是自己也無法察覺的怒意真面目

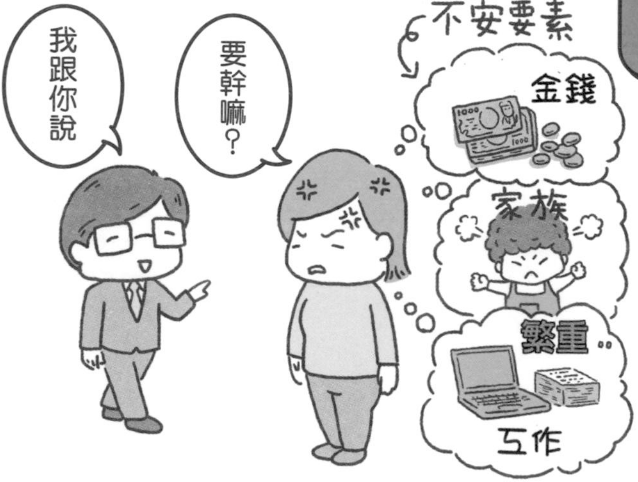
我跟你說
要幹嘛？
不安要素
金錢
家族
繁重
工作

找不到「憤怒」的原因

壓力的心理要因③

認識位於憤怒深處的「不安」

人類是在情緒有所餘裕的時候就不容易生氣的生物。「沒有健康方面的疑慮」、「工作和家庭都很圓滿」、「不必為金錢擔心」，像這些各領域很順利的場合，自律神經就會安定，所以要讓他們動氣是不太容易的。

容易生氣的人，大多抱持著「感覺在職場不會經常被他人想到」、「這樣下去評價會下滑的」等不安，以及家族的問題、經濟的問題、健康的問題等等。舉例來說，雖然家庭發生的問題和工作沒有直接關係，但因為「家庭問

面對憤怒的真面目，
就能整理自己的情緒，暫時恢復平靜。

改善的重點

「情緒的問題」是無法靠情緒來解決的

光是用「我要來轉變心情！」這種意識添加來解決問題是行不通的。請試著上上下下爬爬樓梯，有節奏地去活動身體，藉此轉換氣氛吧。適當的節奏運動能提振副交感神經，調節自律神經的平衡。

題」這種不安會潛藏在內心深處，所以有時會因為一點小事情就讓人對部下大發脾氣。就像這樣，身懷和眼前發生的事情沒有關係的不安，也會讓焦慮的情況增加，而且和發怒也有著密切的關係。

遇上這種情況，請先試著把自己究竟對什麼感到不安寫在紙上吧。藉由這個動作，能夠具體地認知到「自己正處於不安」的狀況。如果能客觀地去發掘自身的不安之處，心情就會平穩下來，自律神經也會自然趨於安定。如此一來，自己面對不安事物的方法應該也會有所改變的。

呼喚幸福

自律神經的情報④

讓自律神經在轉眼間整頓好的魔法詞彙「After you」

為了穩定自律神經，無論什麼事都「慢慢來」是基本守則。能夠體現這個概念的魔法詞彙就是「After you」，也就是「你先請」。像是要通過有很多人來來去去的門、或者是要搭上電梯或電扶梯的時候，不要焦急地想著「讓我先」，而是試著將「你先請吧」的思維放在心上、禮讓他人。無論是禮讓者還是被禮讓者，心情都會因此感到舒暢，原本焦慮的心緒也突然輕鬆了起來。「After you」這個詞彙，若不是心有餘裕的話是說不出來的。不管是自己還是對方，都會以伴隨這個詞彙而來的行動和笑容互動，讓副交感神經的活躍度提升。被打亂的自律神經平衡也會在一瞬間整頓好，並趨於安定，也會因此獲得幸福的感受。

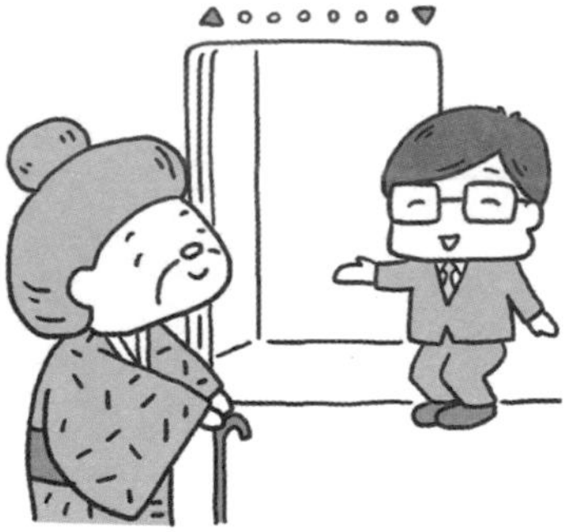

落實「After you」必須要心有餘裕。提振副交感神經的運作，不只是對對方而言，就連自己身上也會產生效果。

附錄

煥然一新的訣竅
&
相關的疾病

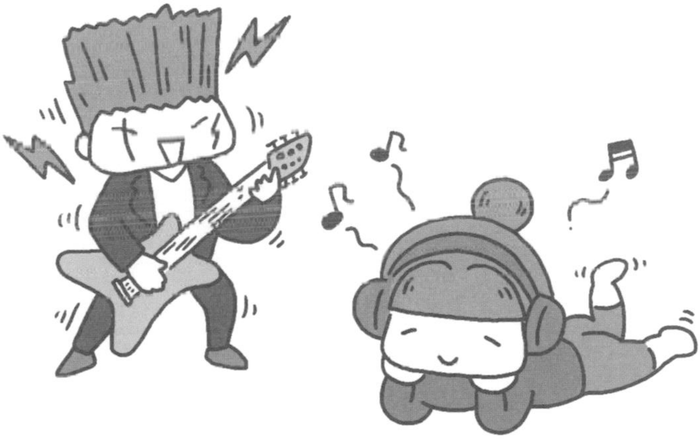

為了重整每天被一些雞毛蒜皮的小事
所擾亂的自律神經平衡，
如果有「這樣做就能改變心情」的養生法就好了。
那是屬於自己、為了健康生活的武器。
本單元要介紹一些推薦給大家的養生訣竅。
同時也會解析和自律神經有密切關聯的疾病。

煥然一新的訣竅①

手寫三行日記

靠「手寫」讓副交感神經也UP

POINT

在睡覺前內心平靜的時間手寫。電腦和手機會刺激交感神經，請避免。

效果

讓身心進入放鬆狀態，能夠安心地入睡。

為了「將一天一天區分開來」，就用三行來回顧今天

如果人們持續過著變化較少的日常生活，這件事本身就會成為壓力，對精神面和身體面都會造成負擔，讓不安、焦躁感、虛無感等朝自己襲來。因此，在持續渾渾噩噩的日常生活中，意識方面的重整是有必要的。

在這裡推薦各位的，就是在回顧一天的事情後，寫下「日記」。這是只要寫下「今天失敗的事情」、「今天最棒的事情」、「明天的目標」等三項的「三行日記」。修正今天的反省點，讓明天要做的事情更加明確，藉此讓不安要素消失，內心也會隨之安定。

此外，慢慢地、仔細地書寫，這個動作能讓情緒安穩，整頓自律神經的平衡。

試著寫寫看三行日記吧

請留意要簡潔地寫下三項主題的內容。
不管是寫在日記本還是手冊、筆記本上都沒有問題。
藉由慢慢地、仔細地書寫文字，心靈也能因此安穩。

①今天失敗的事情（不好的事情）

（　　　　　　　　　　　　　　　　）

直接了當地面對失敗，這是為了避免同樣的錯誤再次發生。將不好的記憶都釋放出來，這也是心靈的排毒過程。

②今天最棒的事情

（　　　　　　　　　　　　　　　　）

像是感動的事情、開心的事情、成功的事情等等。不管是多渺小的事情都沒有關係，想到了就請寫出來看看吧。

③明天的目標

（　　　　　　　　　　　　　　　　）

讓明天非做不可的事情更加明確後，前一天所累積的不安要素也能因此消除。只要能想到目標的話，像是「調查感興趣的○○資料」之類的內容也是可以的。

煥然一新的訣竅②

拍攝照片

瞬間的「真不錯」可讓心情高揚

POINT

在不足為奇的日常生活中，將「自己中意的瞬間」拍進照片裡。

效果

光是感受到「這個不錯」、「真有趣啊」，就能調整自律神經的平衡。

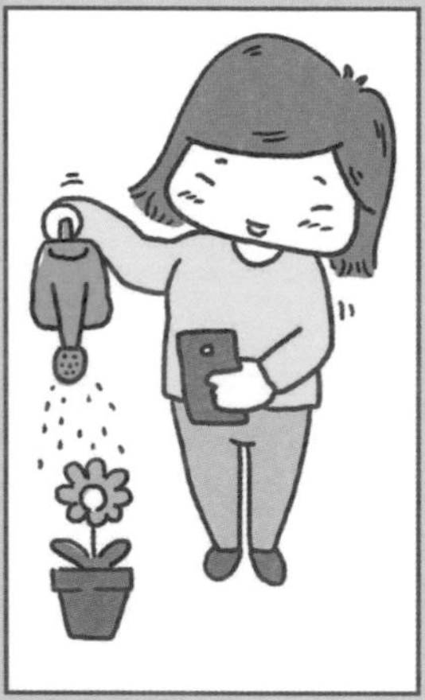

在日常生活中重複進行「小小的重整」

因為太忙所以沒有空間，讓自己的狀態惡化的時候，推薦各位重整日常生活的方法之一，就是「每天拍下一張照片」。在自己的心被當下面對的問題給奪走、沒有餘裕的時候，請稍微抬起臉來看看自己的周遭環境，然後試著拍下一張讓自己中意的景色或東西吧。

這裡沒有必要刻意去拍那種要放上社群軟體吸引目光的照片，只要拍攝能讓你關注的東西就可以了。光是這個動作，就能讓忙碌的日常生活重整，也能回顧自己的情緒。為了整頓狀態，就要斬斷不好的循環，並一點一點朝著良好的循環進行軌道修正。

煥然一新的訣竅③

聆聽音樂

「高音域」和「變動」讓效果 UP

POINT

高音域或帶有透明感的演奏、小河的流水聲、海浪聲等，能感受到自然變化的聲音，放鬆效果也較高。

效果

副交感神經處於優位，身心都會變健康。睡眠品質也會提升。

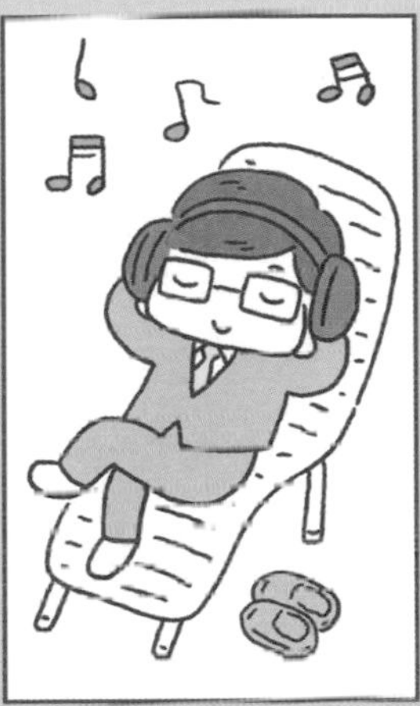

只要能讓自己心情好起來，無論是什麼音樂都沒關係

人類的大腦，結構上會出自本能在聽了「音樂」之後感覺到心情好轉。在腦部從外部接收來的各式各樣情報之中，據說音樂的效果能夠讓自律神經的平衡變好。

不管音樂的類型是什麼都可以，最好是聆聽自己會喜歡的音樂。只要聽了這個音樂，就能產生元氣，讓心情跟著好起來，只要選擇這樣的類型，就能對自律神經帶來良好的影響。

只不過，如果有擔心或煩惱的事情，而且聽了音樂還無法打起精神的話，就改讓耳朵聆聽能讓心緒穩定的音樂吧。

煥然一新的訣竅④

活用香氣

用各式各樣的香氣來轉換情緒

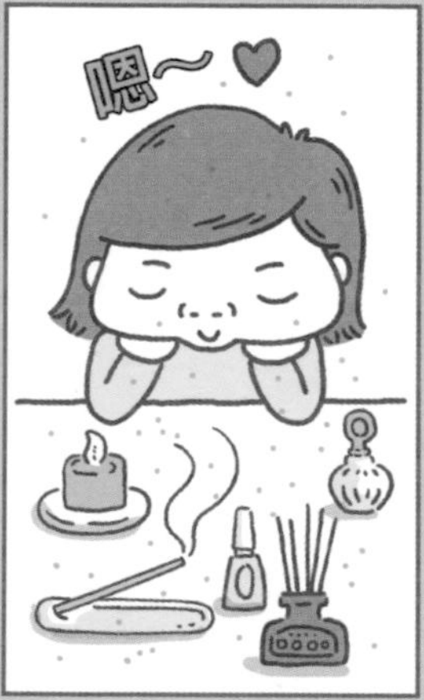

POINT

持續聞同一種香氣，鼻子就會習慣那種味道，之後就較難感受到效果。經常更換香氣的話效果也會提升。

效果

依香氣種類不同，能期待發揮多樣性的效果（參考左頁）。

時常聞聞香氣，從緊張狀態中解放

緊張的話會讓交感神經處於優位，如果能恰到好處地轉化成集中力，就能打造良好的狀態。然而，交感神經過度活躍、讓呼吸變淺的話，血流狀況會變差，讓自身狀態下滑。

為了從那種緊張和集中裡將心緒移轉出來，這裡推薦大家聞聞優質的香氣。當嗅覺捕捉到「味道好香呀」這個情報並送到腦部後，會從大腦邊緣系統傳往下視丘，調節自律神經。這也會促使荷爾蒙分泌，讓血液循環變好，體溫和血壓也會安定。因為香氣不會持續附著在身體上，所以時常聞聞會比較有效果。

找出適合自己的香氣吧

根據香氣的運用，能期待它為身心帶來各式各樣的效果。
請參考每一種香氣所擁有的效果，
試著找出能配合當下的心情和身體狀況的香氣吧。
記得，選用自己喜歡的香氣或讓身心感到舒暢的香氣是很重要的。

薰衣草

花香調，沉穩的香氣。有鎮靜和放鬆作用，也可助眠。

▸ 能期待安眠效果，可用在睡前的放鬆時段。

香檸檬

綠色氣息柑橘調，甘甜清爽的香氣。有鎮靜和提振精神的作用。

▸ 讓心情從緊張或緊繃狀態解放。

天竺葵

綠花香調，甘甜氣息強。有保持精神平穩的作用。

▸ 不安或焦慮時，可安定心神。

橙花

柑橘調和花香調的香氣。鎮靜作用高，又被稱為「天然的精神安定劑」。

▸ 對副交感神經和交感神經的平衡很有效，擁有鎮靜和高揚作用。

檀香

甘甜異國風的香氣，可期待鎮靜和精神強健的作用。

▸ 可讓大腦運作活性化、提高集中力，可用於思考等場合。

依蘭

花香調，甘甜、強烈的香氣。能抑制腎上腺素分泌，有鎮定作用。

▸ 消除不安或焦慮，穩定呼吸和心跳。

洋甘菊（羅馬）

宛如青蘋果的甘甜香氣。有鎮靜作用，可消除不安或焦慮。

▸ 情緒起伏激烈時、想和緩地平靜下來時可用。

迷迭香

清新的草木香氣。又有「回春草」之名，對失智症也有幫助。

▸ 情緒低落時、陷入深沉哀傷時可用。

茉莉花

沉穩、甘甜氣息強的花香調。可期待高揚與鎮靜的效果。

▸ 促進放鬆效果，也被認為能調節荷爾蒙運作的平衡。

※ 上述內容並不是被認定的醫療效果，並非用於疾病的治療或預防等目的。請將這些作為想轉變心情時的參考，多加活用。

容易誤解的疾病

和自律神經失調症的差異在於？

情緒低落、憂鬱感、喪失幹勁和集中力下滑……顯露前述這些精神面症狀的疾病，和自律神經失調症是很難區分的。其中的差異在於「自律神經的平衡紛亂」是不是起因。可以藉由不安的感受或心情低落這類精神症狀的強度、症狀出現的時間點和期間，以及對生活面的影響力程度等來判定。相對於自律神經失調症容易隨著時間或環境有所變化，其他的精神疾病其精神症狀相對強烈，另外也大多以長期症狀顯現。

因為判定症狀的不同是很困難的，所以絕對不要自己判斷。如果出現了有疑慮的症狀，請一定要找醫生諮詢喔！

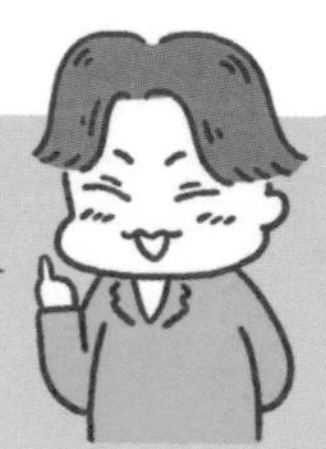

憂鬱症

因為精神面、身體面的壓力等各式各樣的理由，引發腦部機能障礙的狀態。因為會感受到強烈的壓力或不安，讓情緒跌落谷底、興致也跟著下降，對於應該讓人快樂的事情也變得感受不到絲毫的喜悅。

判斷的重點

- 情緒低落、憂鬱、氣力喪失等症狀持續兩週以上。
- 即使遠離壓力來源，症狀也沒有改善、藥物也不太能發揮效用。

恐慌症

被突然發生的劇烈心悸或呼吸困難、頭昏眼花、顫抖等襲擊的疾病。因為對可能再次發作感到不安與恐懼，出現讓外出受到限制等日常生活的障礙。此外，也有發展成憂鬱症的情況。

判斷的重點

- 與壓力或不安的自覺無關，出現突發的症狀。
- 被「這樣下去會死的」、「如果又發作的話該怎麼辦」等強烈的不安所侵襲。

適應障礙症

對某件事或狀況，感到超出必要的強烈壓力或不安的疾病。會因為什麼感受到壓力、能忍耐到什麼地步，這些程度都會因人而異。

判斷的重點

- 如果遠離成為壓力或不安原因的環境，症狀就能獲得改善。
- 即使和他人訴苦，也只會得到「就因為這種事？」這樣的回應。

社交恐懼症

對於在人前失敗、感到害臊等事情感到極度的恐懼，甚至可能有無法去學校或公司等狀況，在社會活動層面出現障礙的疾病。這被認為是腦內的神經傳導物質不足所引起的。

判斷的重點

- 對於要在他人注視下進行的行動，感受到無法忍受的緊張感。
- 只要站到人前，就會出現臉紅、大量出汗、心悸等身體症狀過度反應的情況。

強迫症

和自身意念相反，被不得不去進行腦海內浮現行為的強迫感所驅使的疾病。如果不去做那件事的話，就會過度增加不安或恐懼的情緒，在日常生活出現障礙。

判斷的重點

- 明明知道是無意義、不合理的事情，但就是無法從腦海中揮之即去的行為。
- 經常被不安或恐懼所困擾，無法停止自己進行過度確認的行為。

症狀別 INDEX

相關的頁數

交和副交的重修舊好
能改變生活就能改變人生！

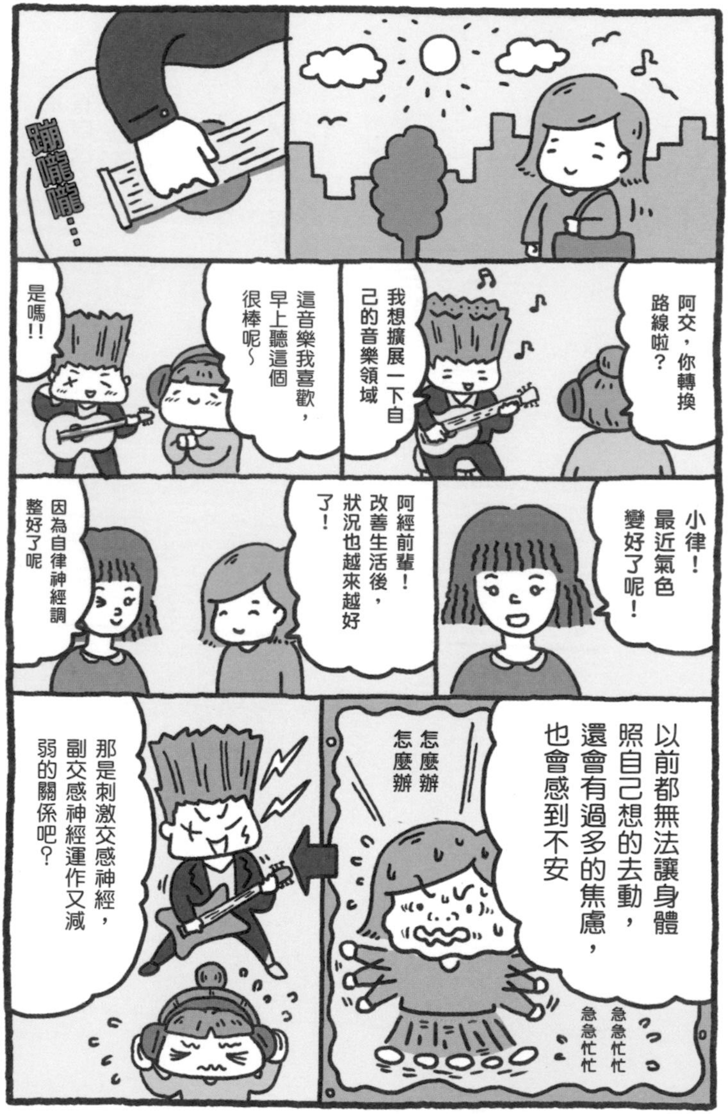
蹦嚨嚨……
阿交，你轉換路線啦？
我想擴展一下自己的音樂領域
這音樂我喜歡，早上聽這個很棒呢～
是嗎!!
小律！最近氣色變好了呢！
阿經前輩！改善生活後，狀況也越來越好了！
因為自律神經調整好了呢
以前都無法讓身體照自己想的去動，還會有過多的焦慮，也會感到不安
怎麼辦 怎麼辦
急急忙忙 急急忙忙
那是刺激交感神經，副交感神經運作又減弱的關係吧？

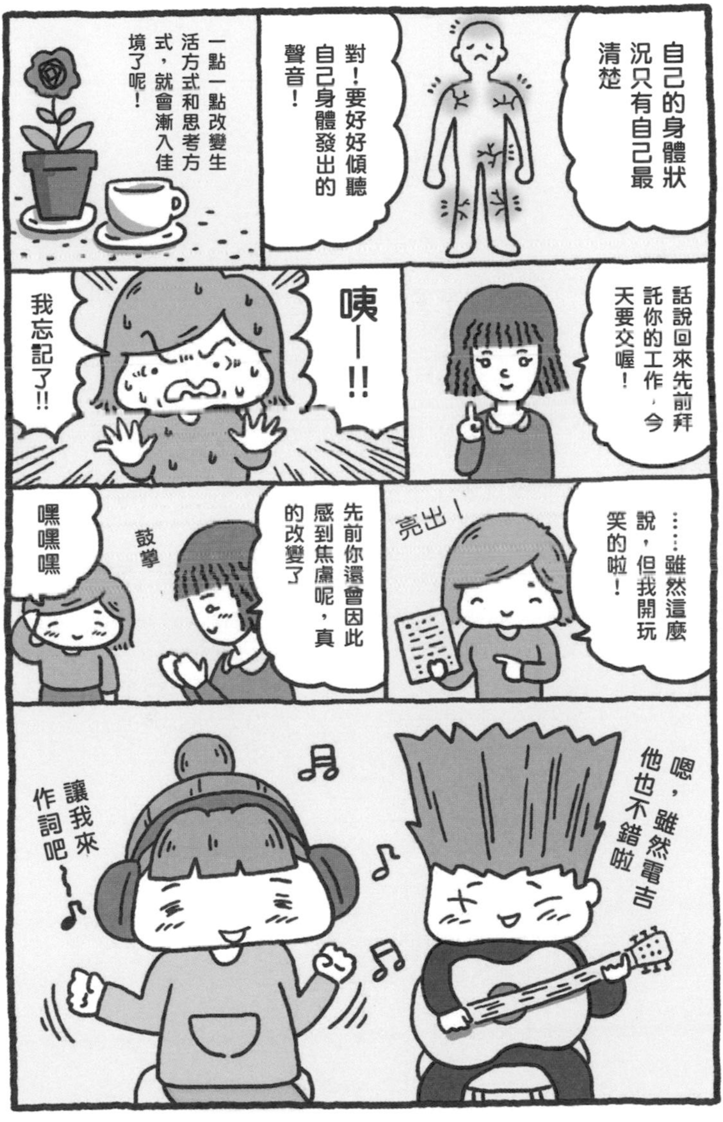
自己的身體狀況只有自己最清楚
對！要好好傾聽自己身體發出的聲音！
一點一點改變生活方式和思考方式，就會漸入佳境了呢！
話說回來先前拜託你的工作，今天要交喔！
咦——!!
我忘記了!!
……雖然這麼說，但我開玩笑的啦！
亮出！
先前你還會因此感到焦慮呢，真的改變了
鼓掌
嘿嘿嘿
嗯，雖然電吉他也不錯啦
讓我來作詞吧~~

讓身心總是感到「幸福」

在這大多數人懷抱著不安或憤怒的世間。
我們不可以輕易忘記的，就是
打造出能讓自己感受到
幸福的時間。

幸福的情緒，
能夠提高副交感神經的運作。

享用美味食物的時候——
觀賞美麗的景色——
聆聽喜愛的音樂——
聞著讓內心感到平靜的香氣——

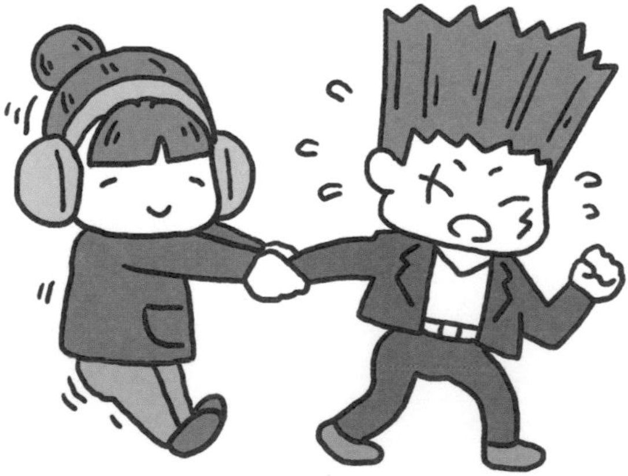

藉由這些細微的事物，
就能調整自律神經的平衡。

如此一來，待人接物時，
就不會忘記「笑容」和「感謝」。

不光是自己，也請將幸福的情緒
傳達給周遭的每一個人吧。

正因為是能感受到人與人之間存在距離的時代，
擁有溫暖心靈的羈絆這件事，
就能夠調整你，以及你周遭任何一個重要之人
的自律神經。

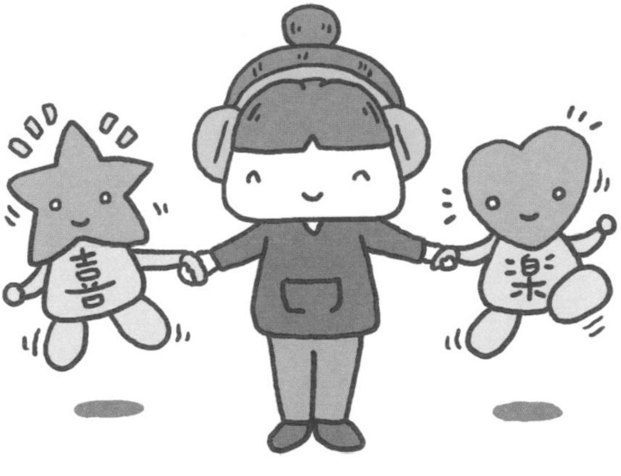

TITLE

圖解　名醫傳授健康知識　自律神經

STAFF

出版　瑞昇文化事業股份有限公司
監修　小林弘幸
譯者　徐承義

創辦人 / 董事長　駱東墻
CEO / 行銷　陳冠偉
總編輯　郭湘齡
文字編輯　徐承義　張聿雯
美術編輯　許菩真
校對　于忠勤
國際版權　駱念德　張聿雯

排版　曾兆珩
製版　印研科技有限公司
印刷　桂林彩色印刷股份有限公司

法律顧問　立勤國際法律事務所　黃沛聲律師
戶名　瑞昇文化事業股份有限公司
劃撥帳號　19598343
地址　新北市中和區景平路464巷2弄1-4號
電話　(02)2945-3191
傳真　(02)2945-3190
網址　www.rising-books.com.tw
Mail　deepblue@rising-books.com.tw

本版日期　2023年03月
定價　350元

ORIGINAL JAPANESE EDITION STAFF

企画・編集　福永真依、若狭和明
（以上、スタジオポルト）
田口香代
デザイン　東京100ミリバールスタジオ
イラスト　本田しずまる

國家圖書館出版品預行編目資料

圖解名醫傳授健康知識：自律神經/小林弘幸監修；徐承義譯. -- 初版. -- 新北市：瑞昇文化事業股份有限公司, 2022.12
160面；12.8X18.8公分
ISBN 978-986-401-597-9(平裝)
1.CST: 自主神經系統疾病 2.CST: 健康法

415.943　111017864